写真でわかる
整形外科看護
アドバンス

受傷期のケアから社会復帰への支援まで、写真と動画で体験！

監修　**山元 恵子**
公益社団法人 東京都看護協会 会長
（元 春日部市立医療センター 副院長・看護部長）

編集　**吉川 孝子**
春日部市立医療センター 看護部長

　　　小野 まゆみ
春日部市立医療センター 看護師長

インターメディカ

まえがき

　日本人の平均寿命（2016年）は、男性が80.98歳、女性が87.14歳と、世界に類をみない長寿国であることはご周知の通りです。リンダ・グラットンの「ライフ・シフト」（東洋経済新報社）によると、2007年に生まれた日本の子どもたちが107歳まで生きる確率が50％で、アメリカ、イギリス、ドイツを引き離し、日本は健康寿命が世界一と言っています。つまり、わが国は健康な高齢者が多く、「人生100年」時代が近未来でなく、現実であることも研究により明らかになりました。

　一方、わが国の人口をみると、2007年には5人に1人が65歳以上でしたが、2015年では人口の3.8人に1人が65歳以上、7.9人に1人が75歳以上となり、2025年には団塊の世代すべてが75歳以上、全人口の3人に1人が65歳以上、5人に1人が75歳以上となり、日本は世界に誇るべき超高齢社会が到来する時代となります。

　超高齢社会では、前述した健康な人々の割合が減り、病気やけがの頻度が高くなります。そこで、これまでのように病気やけがの治療は「病院完結型」時代から、完治せずとも自宅で治療やリハビリテーション支援が受けられる地域完結型の「地域包括ケアシステム」へとシフトしています。その人らしく生きる生活を支えるためには、整形外科を対象とする運動器（骨・関節・筋肉・神経等の総称）の維持が、もっとも基本になると言えます。

　整形外科看護には、時代の変化をキャッチし、住み慣れた地域（自宅）で「その人らしく生活できること」を支援する役割があります。これまで、臨床における整形外科の看護師は、病院内での治療中心の看護技術として整形外科看護を捉えていた傾向が強かったようですが、これから「人生100年」を生き抜く人々を支援するためには、社会学的な視点から高齢者の居住環境や人間工学、地域環境などをアセスメントした上で、社会的支援を加味することが重要と考えます。昨今、体力が低下し、外出する機会が減ると心と身体の動きが弱くなる状態をフレイル（虚弱）と呼びます。フレイルを予防するためには、地域に存在する多くの専門職と連携しながら、早期に

退院後の生活に目を向けた総合的な支援体制の整備・構築が急務です。近未来の看護職には、すべての専門職のコーディネーター「かかりつけ看護師（保健師）」の役割が期待されています。

　人類の文化の発展は、その時々の問題や課題に即応すべく、努力と発展により歴史を変えてきました。整形外科領域においても、今こそ、社会の動向や求めに柔軟に対応し、介護士・整復師・鍼灸師などと連携を深め、一人ひとりの患者の安楽に目を向けていく必要があります。超少子超高齢時代の変化の中で、時代に即した整形外科看護の存在意義は、子どもから超高齢者まで、人々の「健康」を支えるために、従来の病院での専門性に加えて、より広範囲で切れ目のない看護・介護の実践、訪問リハビリテーションの需要がますます増大していくことでしょう。

　「写真でわかる整形外科看護 アドバンス」では、これまで以上に写真の大きさや配列、他職種が見ても理解できるよう手順に配慮しながら、専門知識をよりわかりやすい言葉で解説しています。また、学生や新人看護師が正確に安全に実践できるよう、DVDを繰り返し視聴して追体験できるよう構成を考えています。

　最後に本書の制作、撮影に快くご協力いただきました、春日部市立医療センター看護部、整形外科病棟のスタッフの皆様をはじめ、整形外科の横井隆明先生、鱒渕秀男先生、リハビリテーション科の皆様、退院支援センターのケースワーカーの皆様方のご支援に、厚く御礼申し上げます。また、整形外科看護のさらなる深化とチーム医療の発展に向けこのような機会を与えていただいた、インターメディカの赤土正幸社長、赤土正明編集長、撮影スタッフの皆様のご支援、ご協力そして熱意で本書が完成できましたことに、執筆者を代表し、心から感謝を申し上げます。

平成29年12月吉日
山元　恵子

写真でわかる 整形外科看護 アドバンス CONTENTS
受傷期のケアから社会復帰への支援まで、写真と動画で体験！

まえがき ……………………………………………………………………… 山元恵子　2

CHAPTER 1　受傷期のケア ……………………………………………………… 9
- 受傷期における患者の観察 …………………………………………… 10
- 安静とセルフケア不足に対する援助 ………………………………… 13
- 疼痛緩和 ………………………………………………………………… 16
- 心のケア ………………………………………………………………… 17

CHAPTER 2　保存療法期のケア ………………………………………………… 20
- 包帯固定 ………………………………………………………………… 21
  - ▶ DVD動画　巻軸帯（環行帯）（1分6秒）／巻軸帯（螺旋帯）（1分23秒）／巻軸帯（折転帯）（2分1秒）／亀甲帯（集合亀甲帯）（1分20秒）／亀甲帯（上行麦穂帯）（2分15秒）／三角巾による固定法（1分56秒）
- シーネ固定 ……………………………………………………………… 28
  - ▶ DVD動画　金網シーネ（1分41秒）／アルミニウムシーネ（2分55秒）／ギプスシーネ（2分7秒）
- ギプス固定 ……………………………………………………………… 34
  - ▶ DVD動画　ギプス固定の実施（3分27秒）／ギプスカット（3分32秒）
- 牽引療法 ………………………………………………………………… 43
  - ▶ DVD動画　直達牽引（キルシュナー牽引法／下肢の場合）（4分49秒）
- ブロック療法 …………………………………………………………… 61

CHAPTER 3　周手術期のケア …………………………………………………… 64
- 手術前のケア …………………………………………………………… 65
- 手術中の様子 …………………………………………………………… 75
- 手術後のケア …………………………………………………………… 76
  - ▶ DVD動画　CBCドレーンの管理（6分13秒）

CHAPTER 4　リハビリテーション期のケア ……………………… 90
- ADLとセルフケアの評価 …………………… 91
- 関節可動域運動 ……………………………… 92
  - ▶ DVD動画　関節可動域運動 CPM（4分4秒）
- 筋力強化 ……………………………………… 96
  - ▶ DVD動画　筋力強化運動（5分27秒）
- 徒手筋力テスト ……………………………… 98
- 超音波骨折治療器 …………………………… 100
- 車椅子 ………………………………………… 103
  - ▶ DVD動画　ベッドから車椅子への移乗（3分36秒）
- 歩行補助具 …………………………………… 108
  - ▶ DVD動画　松葉杖歩行（3分1秒）／T字杖歩行（2分6秒）／固定型歩行器での歩行（59秒）／二輪型歩行器での歩行（1分17秒）
- 装具 …………………………………………… 115
  - ▶ DVD動画　腰椎硬性コルセットの装着（2分24秒）／腰椎軟性コルセットの装着（2分15秒）

CHAPTER 5　疾患編 大腿骨頚部骨折 ……………………… 130

CHAPTER 6　社会復帰への支援とケア ……………………… 142
- 多職種との連携と協働 ……………………… 143
- 地域との連携 ………………………………… 144
- 社会保障制度の活用 ………………………… 148

巻末資料 ……………………………………………… 153
索引 …………………………………………………… 155
参考文献 ……………………………………………… 158

執筆者一覧
EDITORS/AUTHORS

【監修】	山元　恵子	公益社団法人 東京都看護協会 会長（元 春日部市立医療センター 副院長・看護部長）
【編集】	吉川　孝子	春日部市立医療センター 看護部長
	小野まゆみ	春日部市立医療センター 看護師長
【指導】	横井　隆明	春日部市立医療センター 整形外科主任部長
	鱒渕　秀男	春日部市立医療センター リハビリテーション科顧問

【執筆】

CHAPTER1　受傷期のケア

高橋　亮	岩手医科大学看護学部成育看護学講座小児看護学 教授
斎藤　菜摘	春日部市立医療センター 看護師

CHAPTER2　保存療法期のケア

前原　恵子	東京北医療センター 看護師長
林　貴久子	東京北医療センター 副看護部長
斎藤　菜摘	春日部市立医療センター 看護師

CHAPTER3　周手術期のケア

折原　珠美	春日部市立医療センター 看護師
長澤　由季	春日部市立医療センター 看護師
古橋　明美	春日部市立医療センター 主任看護師　皮膚・排泄ケア認定看護師
河﨑　綾	春日部市立医療センター 看護師
安田　隆明	春日部市立医療センター 感染管理認定看護師

CHAPTER4　リハビリテーション期のケア

中田　益弘	春日部市立医療センター 主任理学療法士
石丸　桐子	春日部市立医療センター 理学療法士
鵜澤　友香	春日部市立医療センター 理学療法士
与芝　真美	春日部市立医療センター 理学療法士
松本　裕美	春日部市立医療センター 作業療法士
吉葉　和史	有限会社吉田義肢装具研究所 義肢装具士

CHAPTER5　疾患編　大腿骨頚部骨折

齋藤　幸香	春日部市立医療センター 看護師

CHAPTER6 社会復帰への支援とケア

入田　千代	春日部市立医療センター 主任社会福祉士
宇田川真季子	春日部市立医療センター 主任社会福祉士
西村　宝幸	春日部市立医療センター 主任社会福祉士

【協力】

平井奈津子	元 東京北医療センター 看護師長
風間　敏子	内藤病院 看護師長
森脇　佳子	春日部市立医療センター 看護師長
海老原淳子	春日部市立医療センター 看護師長 感染管理認定看護師
星野　真之	春日部市立医療センター 主任薬剤師
原　美保	春日部市立医療センター 看護師長
尾沼　友章	春日部市立医療センター 主任社会福祉士
小暮　沙耶	春日部市立医療センター 社会福祉士

【撮影協力】

春日部市立医療センター
東京北医療センター

野口まつよ	元 東京北医療センター 主任看護師
田嶋　恵子	東京北医療センター 看護師長
小山　謙	元 東京北医療センター 看護師
花田　真弓	春日部市立医療センター 看護師長
辻　愛	春日部市立医療センター 看護師
越智　知子	日本大学医学部附属看護専門学校 専任教員
芥川有紀恵	一般社団法人 日本財団在宅看護センター 空と花 看護師

村中医療器株式会社　　　　　　　有限会社吉田義肢装具研究所
株式会社栗原医療器械店　　　　　日本シグマックス株式会社
パラマウントベッド株式会社　　　株式会社有薗製作所
株式会社モルテン　　　　　　　　株式会社啓愛義肢材料販売所
株式会社ケープ　　　　　　　　　株式会社シラック・ジャパン
株式会社シルバーホクソン　　　　株式会社洛北義肢
日進医療機器株式会社　　　　　　アルケア株式会社
株式会社イーストアイ

本書をご活用いただくために

良肢位について

人間が、無理なく円滑に日常生活を営むためには、各関節がスムーズに動くことが必要である。しかし何らかの要因で関節が硬直すれば、腕や足の自動運動はもちろん、人としての日常生活は著しく障害され、不便を強いられる。

「良肢位」とは硬直状態になっても、ある程度「人」としての生活ができるよう、関節の角度や向きが患者にとって必要な角度に保つことをいう。

例えば、上肢の固定やギプスの処置が長時間に及ぶことが予測される時は、患者の生活様式や職業、利き手の条件などを考慮し、患者の条件に合わせた良肢位を保持することが大切である。上肢の良肢位は衣・食・住に不便がないように利き手の肘関節は90度、利き足の膝関節は10度にし、右に示すような姿勢が基本となる。

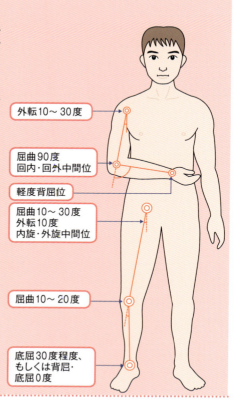

外転10～30度

屈曲90度
回内・回外中間位

軽度背屈位

屈曲10～30度
外転10度
内旋・外旋中間位

屈曲10～20度

底屈30度程度、
もしくは背屈・
底屈0度

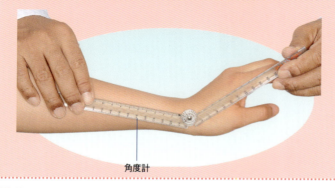

角度計

感染症の季節的な流行や状況によって、症状の有無にかかわらず、医療スタッフにサージカルマスクの着用を促す場合があるため、本書中の写真・動画にはマスクを着用しているもの、着用していないものがあります。

CHAPTER 1 受傷期のケア

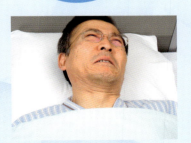

整形外科領域の患者には、事故により突然発症する場合、慢性的な経過により症状をコントロールする場合などさまざまな経緯がある。
本章では日常の不自由のない生活から、突然転倒や交通事故などの原因で外傷を受けた患者が、整形外科病棟に入院し、これから治療を受ける場合の臨床の看護ケアについて解説する。

ケアのポイント

- 患部と全身状態の観察・アセスメント
- 疼痛の緩和を積極的に図り、痛みと不安の軽減
- 身体的・心理的側面から患者を理解し、心のケア
- 安静によるセルフケア不足への支援
- 患者の危機段階のプロセスの理解

ケアの要素

- 観察 ▶ p.10
- 疼痛緩和 ▶ p.16
- 安静とセルフケアに対する援助 ▶ p.13
- 心のケア ▶ p.17

受傷期

CHAPTER 1

受傷期における患者の観察

受傷期には全身状態の観察が最優先であり、
重症の場合はショック症状の有無を確認することが重要である。
同時に既往歴を確認し、患部の状態や疼痛などの関連症状を観察する。

1 緊急入院

外傷を受けた患者が、救急病棟（ER）看護師・家族に付き添われ、整形外科病棟に搬送された。

2 情報収集

病棟看護師は、患者の呼吸状態・顔色・表情・意識レベルなどを観察。また、受傷から来院までの状況に関する情報を収集する。

POINT
- 患部だけでなく全身状態を観察する。
- 受傷から来院までの状況を確認する。

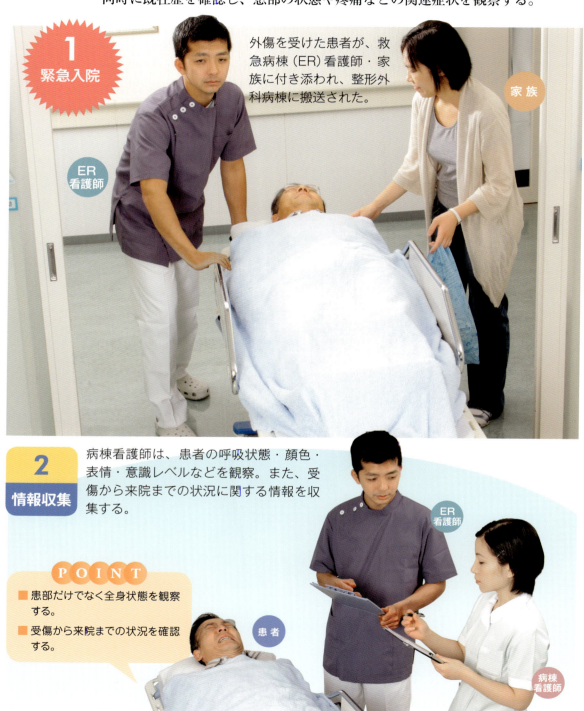

受傷期のケア

3 既往歴 — 既往歴・持参薬を確認

POINT
- 高齢者は、高血圧や糖尿病など内科的疾患を有することが多いので注意する。併せて持参薬（抗血栓薬など）を確認する。
- 片麻痺や白内障など、後遺症や疾患が受傷原因となっていないかを確認する。

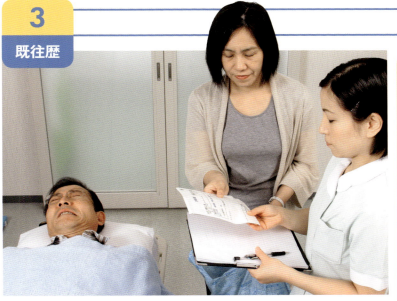
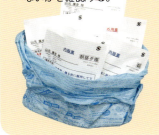

家族などから既往歴や現在投与されている薬剤（持参薬）を確認する。

4 全身状態 — 全身状態の観察を優先

呼吸・意識などの全身状態の観察を行い、必要であれば輸液による体液循環の管理を行う。この際、局所の腫脹・変形にも注意を向ける。

POINT
- 全身状態の把握が最優先される。
- 重症の場合は、ショック症状の有無を観察する。

POINT
四肢骨折の場合の観察ポイント
- 四肢骨折の場合、骨折片で太い動脈を損傷すると、患肢に皮膚冷感、チアノーゼ、阻血性疼痛、腫脹、脈拍の消失が起こる。
- 患肢を触知して（上肢：橈骨動脈など、下肢：足背動脈など）、骨折による問題が生じていないかを観察する。

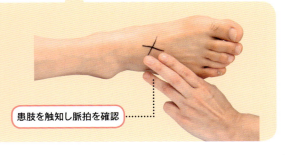

患肢を触知し脈拍を確認

CHAPTER 1 受傷期のケア

11

CHAPTER 1

5 患部・疼痛

患部・患肢の状態を観察

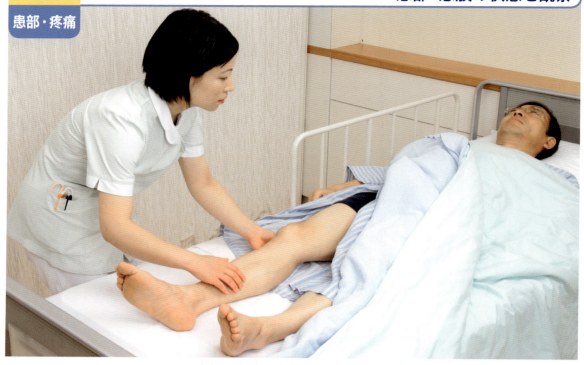

患部・患肢の障害の有無と程度、日常生活への影響を観察する。同時に、疼痛の程度と原因、日常生活動作への影響を把握する。

POINT
患部・患肢の状態を観察

- 患部・患肢の神経障害、知覚異常、しびれ、皮膚の色、脱力などの有無と程度を観察する。
- 疼痛の部位、程度、性質、経過などを観察する。
- 運動障害・知覚障害の有無を観察する。
- 「鎮痛薬の使用状況」「どのような時に痛みが増強するか」など、具体的かつ経時的に観察し、記録する。
- 疼痛が我慢できる程度であっても、経時的に観察・記録を行う。
- 変形、体幹・四肢の欠損・短縮・突出・膨隆・腫脹といった外観上の変化と可動域を観察する。

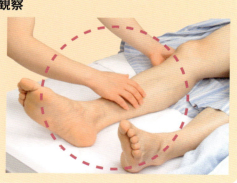

POINT
活動や日常生活への影響を把握

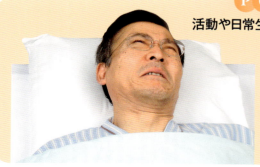

- 患部・患肢の状態が、歩行や日常生活にどのように影響するか、どの程度影響するかを把握する。
- 患者からの訴えでもっとも多いのが「痛み」である。疼痛の原因が患部のみか、それ以外にもあるのかを観察する。
- 疼痛が患者の活動や日常生活に、どのように影響するかを把握する。

受傷期のケア

安静とセルフケア不足に対する援助

安静が必要な患者、疼痛がある患者には、体動を最小限にする配慮が必要である。同時に、安静に伴うセルフケア不足、緊急入院や疼痛による心と体の苦痛を和らげるよう、援助することが大切である。

1 ベッド準備 ── 入院後の体動を最小限に

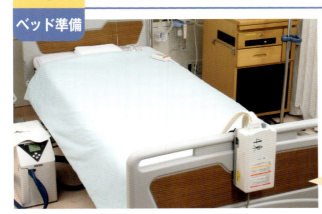

入院後、しばらくベッド上安静が必要となる患者の場合は、必要に応じて初めから防水シーツやタオル、エアマットなどをベッドに準備する。
入院後、移動やケアのための体動を最小限にする配慮が必要である。

POINT
- 入院後の患者の状態を予測して、準備をしておく。

2 移動時 ── 移動は安全・安楽に！

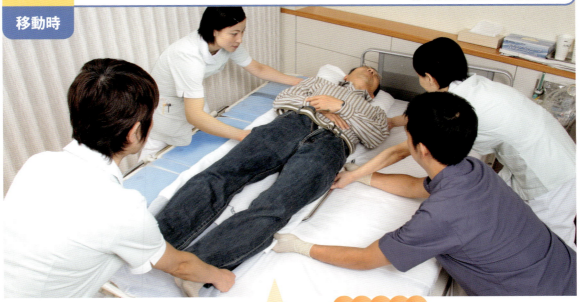

患者をストレッチャーからベッドに移す際は、複数の人手を確保する必要がある。体位変換・移動は、患者に疼痛が生じないよう、恐怖感を与えないよう、ゆっくりと声かけをしながら動かす。

POINT
- ベッドへの移動時は、移動用ロールボードのついたストレッチャーを使用する。
- 急激な体動は激痛を生じさせるだけでなく、周辺血管・組織の損傷の恐れがあるので注意する。
- 移動時は、「痛くないように、そっと動かしますよ」『次は○○の検査をしますよ」など、声をかけながら行う。
- 検査などの移動はできるかぎり少なくし、ストレッチャーを避け、ベッドで移動する。

CHAPTER 1

3 傾聴・説明

不安・不穏を和らげるために

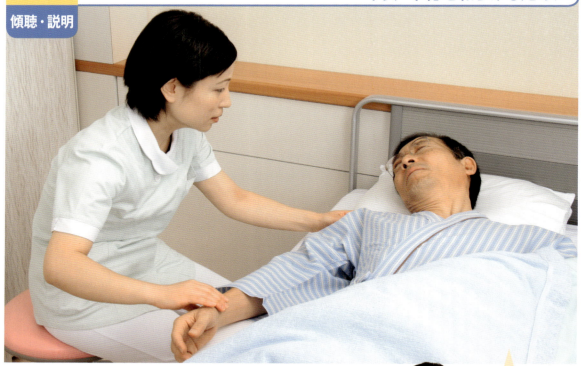

患者は、受傷による緊急入院、疼痛、検査や処置といった、急激な状況の変化の中にいる。患者の疼痛、恐怖、不穏などを受け止めて、支持的・共感的態度で接する。
同時に、ていねいな説明と傾聴を心がけ、傍らにいる時間を長く持つようにする。
ノンバーバル（非言語的）コミュニケーションをとることで、安心感を与えることができる。

POINT　不安を和らげるケア

- わかりやすく、ゆっくりと説明をする。
- 入院当初にすべて説明できない場合は、症状が落ち着いた時、質問があった時に説明をする。
- 患者本人に説明ができない場合は、家族が落ち着いていることを確認してから、家族に説明をする。

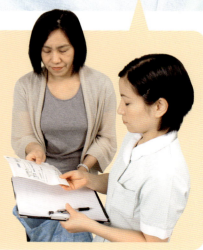

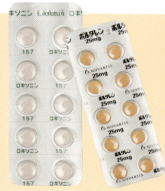

POINT　疼痛による不穏を和らげるケア

- 疼痛が強い場合は、医師の指示により鎮痛薬を用いる。
- 入院当日は、不慣れな環境や床上安静、疼痛を考慮し、睡眠導入薬を投与する場合がある。
- 鎮痛薬によって疼痛が軽減しても、精神的な要因により入眠困難な場合がある。そのような時には、話を聞くことで落ち着き、入眠しやすくなる場合がある。

受傷期のケア

4 日常生活

セルフケア能力の低下

治療上、患部を安静に保つため、安静臥床や固定が行われる場合がある。このような状況では、セルフケア能力の低下が患者に苦痛を与える。

ナースコール、ティッシュペーパー、タオル、眼鏡、吸い飲み、テレビ・ラジオのイヤホン、鏡、マジックハンドなど、日常使用する物品を患者自身が手の届く範囲に配置する。

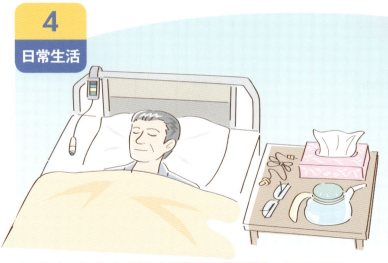

せん妄の危険性に注意

安静臥床の期間が長く続く場合、患者は拘束感が強まったり、時間感覚が薄れたりして、せん妄が現れる危険性が高まる。

家族と会話する時間を増やして刺激を与えたり、時計やカレンダーを身近に置いて時間感覚を持たせる工夫を行う。

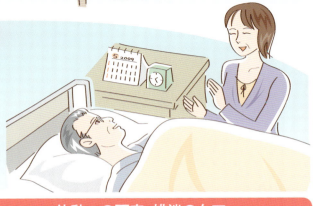

体動への不安、排泄のケア

患者は体動による疼痛増強への恐怖から、「食べたくない」「排泄介助を頼みたくない」といった考えを持つ場合がある。介助時の疼痛が強い場合は、膀胱留置カテーテルを用いることも検討する。

同時に、排泄のケア、陰部ケアに、患者は心の負担を抱いている。看護師のほうから、前回の排泄時刻、飲水量を考慮し、「大丈夫そうでも、便器を当ててみましょうか？」など、きっかけを作る必要がある。

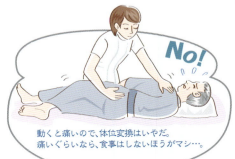

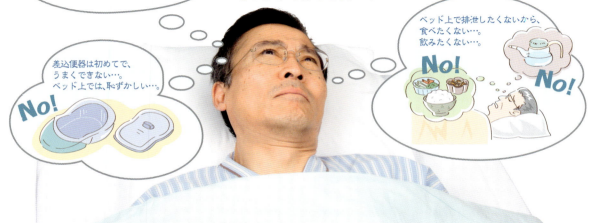

CHAPTER 1

疼痛緩和

骨折の場合には、強い限局性の疼痛があると、
身体の運動性が低下するばかりでなく、不安や不満が生じ、
さらに疼痛が増強するという悪循環をもたらす。
また、疼痛による睡眠障害を防ぐためにも、鎮痛薬や罨法を利用して、
疼痛と不安の緩和に努める必要がある。

1 鎮痛薬

疼痛の原因と程度に応じた薬剤を使用

鎮痛薬は、医師の指示により疼痛の原因と程度に応じた薬剤を使用する。鎮痛薬には坐薬・内服薬・注射薬・貼付薬があり、薬剤の副作用に関する知識をもったうえで使用する。鎮痛薬使用後は、血圧変動、呼吸抑制、意識状態の変化に留意して観察する。

POINT
- 鎮痛薬を拒む患者には、薬剤の正しい知識や、疼痛を我慢することで合併症が起こる可能性を説明する。
- 点滴静脈注射や坐薬などの投与方法について医師と検討する。
- 鎮痛薬の効果がみられない場合は、不適切な体位による圧迫などがないか、全身を観察する。

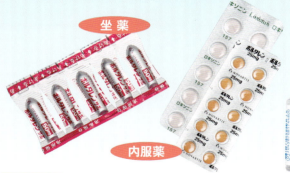

坐薬　内服薬　注射薬　貼付薬

2 冷罨法

冷罨法による疼痛緩和

薬物による鎮痛だけでなく、患部の冷罨法による疼痛緩和も行われる。

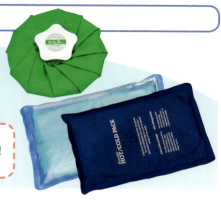

注意!
外傷時の疼痛緩和に、患部のマッサージや温罨法は禁忌!
炎症を拡大したり、出血量を増大させる。

3 気分転換

気分転換

痛みが落ち着いている時は、散歩など気分転換を勧める。
患者が自力で移動できない場合は、車椅子やストレッチャー、ベッドごと、室外や院外に移動することも検討する。

心のケア

受傷期の患者は、突然の外傷によって緊急入院となり、治療を受けることになる。そのため、これから身体面・生活面においてどのように対処したらいいのか、大きな不安を抱えている。
このような患者の精神的特徴を「フィンクの危機モデル」に基づいて明らかにし、ケアのポイントを考えていく。

危機段階 危機段階の精神的特徴とケアのポイント

受傷期の患者は、受傷の事実を受け止め、これから自分が対処しなければならないことに対して強い不安を抱き、動揺している。不安は身体的問題だけでなく、家庭・仕事など、社会的側面も含め生活全般に及ぶ。

フィンクは、危機に陥った人がたどる過程をショック(ストレス)、防御的退行、承認(ストレスの再現)、適応(適応と変化)の4段階で表している。

事例を通し、この危機段階に応じたケアのポイントを示していく。

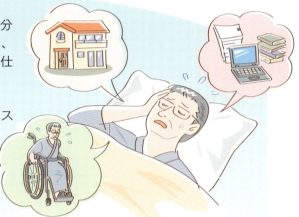

■フィンクによる危機段階の精神的特徴

段階 \ 側面	自己体験	現実認知	感情体験	認知構造	身体的障害
ショック(ストレス)	現に存在する(精神)構造への脅威	圧倒的なものとしての認知	パニック 不安 無力感	認知構造の崩壊 計画と思考能力、状況理解力の低下	十分なケアを必要とする急性の身体的障害
防御的退行	それまでの構造を維持する試み	現実逃避 希望的な思い 否認 抑圧	無関心あるいは多幸感(挑戦を予期したり、怒りを感じたりするとき) 軽度の不安感	防御的な再構築 変化に対する抵抗	急性期からの身体的回復 身体機能の最大限可能なレベルへの回復
承認(ストレスの再現)	現に存在する構造をあきらめる 自己卑下	現実への直面 自己に強いられる事実の認知	無感情と動揺を伴う抑うつ状態 苦しみ、悲哀 強い不安 圧倒されると自殺を企てる	防御的な崩壊 ①認知構造の崩壊 ②変化した現実認知に関する再構築	身体的平衡状態 大きな変化のない緩やかな状況
適応(適応と変化)	新しい構造(新たな価値観)の構築	新しい現実への試練	次第に満足な体験が多くなる 不安は軽減する	現存する資源と能力に関する再構築	身体的障害に変化が見られない

山勢博彰:フィンクの危機モデル.ハートナーシング14(11):15.2001より

CHAPTER 1

| 事例 | 患者 | 男子大学生 |

患者は、男子大学生。ラグビーの練習中に受傷、救命救急センターに搬送された。

医師から頚椎損傷と診断され、再び四肢が元通りに動くことは難しいと告げられた。

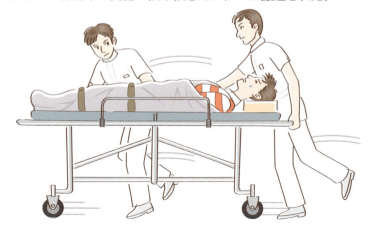

① ショック（ストレス）

心に衝撃を受け、混乱した状態

「手足が動かない！」「体が動かない！」
患者は、自分がどうなっていくのかわからないという脅威を感じ、心に衝撃を受ける。強度の不安、無力状態で、思考は混乱し、現状理解や判断ができない状態にいる。
無言、怒り、パニック、泣く、顔面蒼白、息苦しいなどの心身症状が現れる。

ケアのポイント
- このショックの段階では、あらゆる危険から患者を保護する必要がある。
- 看護師は、思いやりある態度で寄り添い、温かく静かに見守る。
- 混乱や不安が激しい場合には、鎮静や安楽を図るために、鎮静薬・精神安定薬・睡眠導入薬が必要な場合もある。

② 防御的退行

現実から逃避して、自分自身を守る試み

患者は、四肢麻痺という現実的な脅威から身を守る努力をしている。
自分の体を見ようとせず、無関心を装い、現実から目をそらして逃避している。
脅威に対する患者の恐怖感を低減するかかわりにより、不安は減少し、急性症状が回復することもある。
事実を突きつける他者に対しては、そんなはずはないと否認する。一方、起こりもしない未来を予測し、多幸症を表す場合もある。

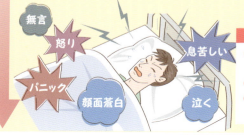

ケアのポイント
- この段階では、現実を突きつけるような援助を無理に行うと、患者は安全が阻害され、その援助を危機的出来事のように感じ、恐怖感を抱く恐れがある。
- 患者の心理状態を察し、患者のペースに合わせてケアを行う。

受傷期のケア

❸ 承認（ストレスの再現）

現実に直面し、不安・悲観状態に陥る

現実逃避の試みは長くは続かず、今までできたことができない現実に直面する。
これから先、どうなるのだろうかと強い不安や悲観に陥り、怒り、悲しみを表す。
しばらくの間、抑うつ状態を示すこともある。
しかし、少しずつ現実を考えるようになり、将来への不安を訴えるようになる。

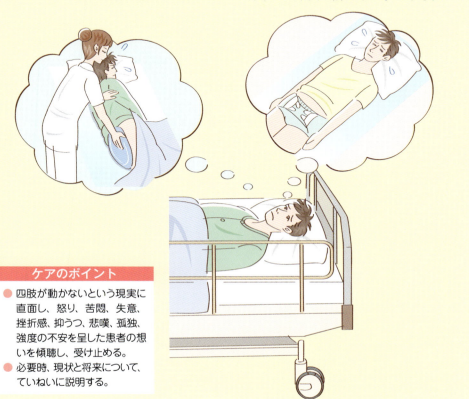

ケアのポイント
- 四肢が動かないという現実に直面し、怒り、苦悶、失意、挫折感、抑うつ、悲嘆、孤独、強度の不安を呈した患者の想いを傾聴し、受け止める。
- 必要時、現状と将来について、ていねいに説明する。

❹ 適応（適応と変化）

自分の置かれた状況に適応し、新しい生きがいを見出す

患者は、四肢麻痺という自分が置かれた状況を受け入れ、
積極的に対処しようとする。
以前の自分と同じことはできないが、
残された機能を生かし、
新しい目標や生きがいを見出していく。

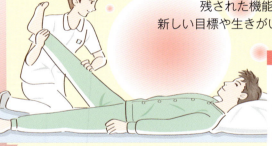

ケアのポイント
- 心理的な援助としては、患者が将来像を考え、目標を設定できるよう働きかける。
- 同時に、必要な援助を受けながら、よりよい生活を過ごせるような動機付けを行う。
- 残存機能の回復への期待を肯定的に支持し、身体面のリハビリテーションに取り組むよう援助する。

CHAPTER 2 保存療法期のケア

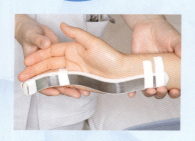

受傷後の局所の安静と固定を保つためにケアを行う。
保存療法により患者が痛みから解放され、「楽になった」と実感できるように固定や牽引を効果的に確実に実施する。
本章では骨折、脱臼を想定し、包帯、三角巾、シーネ、ギプス、牽引による固定の診療補助について解説する。

ケアのポイント

- 日常生活における、各関節の良肢位の理解
- 安静・固定による二次的障害の発生の予防
- 神経障害・循環障害の観察と不可逆的障害発生の予防
- 保存療法中のリハビリテーションと清潔ケア
- 患者が治療を受け入れ、積極的に参加できる環境

ケアの要素

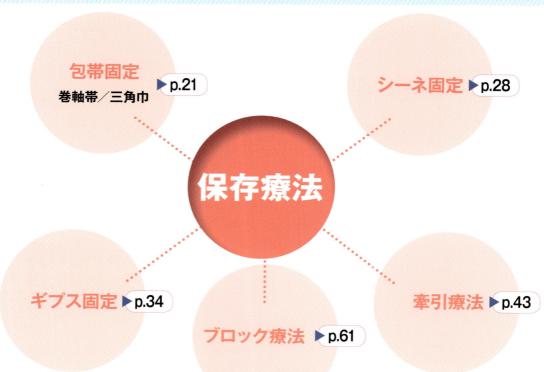

保存療法
- 包帯固定 巻軸帯／三角巾 ▶p.21
- シーネ固定 ▶p.28
- ギプス固定 ▶p.34
- ブロック療法 ▶p.61
- 牽引療法 ▶p.43

包帯固定

包帯固定には患部の安静と保護、整復などの目的がある。
包帯は形状により巻軸包帯（以下包帯と略す）、管状包帯（ネット包帯）に分けられ、綿・ガーゼ包帯、弾性包帯、絆創膏帯、三角巾、ネット包帯、ギプス包帯などの種類がある。
包帯の選び方、巻き方、とめ方が治療効果に影響を及ぼす。

巻軸帯

環行帯（環行巻き）

同じ太さの小さい範囲に包帯を巻く方法であり、1回巻いた上に同じように重ねていく。

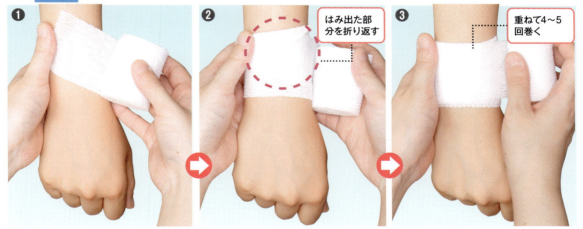

❶ 包帯を斜めにして患部に当てる。

❷ 包帯を1回巻き、三角にはみ出た部分を折り返す。

❸ 最初に巻いた包帯の上に、同じように重ねて4〜5回巻く。

❹ 包帯を切り、断端を折り返してテープでとめる。

POINT
■ 包帯の巻き始めは、すべて斜めに当て、三角にはみ出た部分を折り返す。この上にふた巻き目を重ねることで、しっかりと固定でき、緩みを防止できる。

CHAPTER 2

螺旋帯（螺旋巻き）

▶ 2-1

- 同じ太さの広い範囲に包帯を巻く方法である。包帯の幅の1/2～1/3をずらしながら、末梢部位から中枢部位へ移動するように螺旋状に巻いていく。
- 循環を妨げないよう末梢から中枢に向かって巻き、末梢部を露出させて循環状態や知覚の観察を行う。

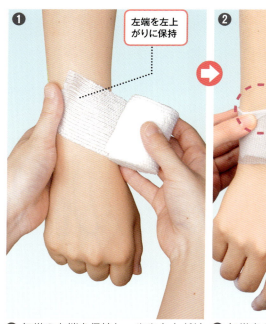

❶ 左端を左上がりに保持

❶ 包帯の左端を保持し、やや左上がりにして患部に当てる。

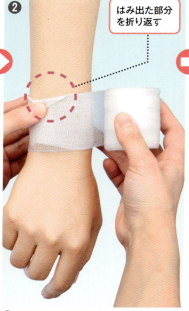

❷ はみ出た部分を折り返す

❷ 包帯を1回巻きつけ、最初に保持した左端上部を折り返す。

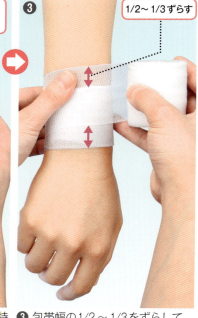

❸ 1/2～1/3ずらす

❸ 包帯幅の1/2～1/3をずらして、3回目を巻きつける。

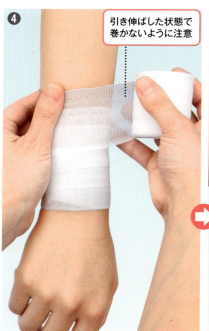

❹ 引き伸ばした状態で巻かないように注意

❹ 同様に包帯をずらして、螺旋状に巻きつけていく。

❺ 十分に患部を覆う範囲に巻きつけ、包帯を切る。巻き終わりは、折り返してテープでとめる。

POINT

- 巻き始めと巻き終わりは、環行帯で巻く。
- 各部位に均等に圧がかかるよう、包帯を転がすように巻く。
- 包帯に張力がかかると患部を圧迫するため、引っ張らずに転がす。

保存療法期のケア

折転帯(せってんたい)（折り返し巻き）

2-1

- 太さの異なる範囲に包帯を巻く方法である。包帯を折り返して巻いていくため、包帯の重なりがV字形となる。創部の真上で包帯を折り返すことは避ける。
- 循環を妨げないよう末梢から中枢に向かって巻き、末梢部を露出させて循環状態や知覚の観察を行う。

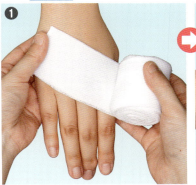

❶ 包帯の左端を保持し、やや左上がりにして患部に当てる。

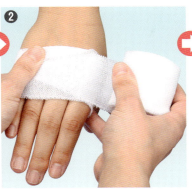

❷ 包帯を1回巻きつけ、最初に保持した左端上部を折り返す。

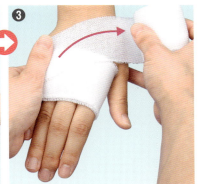

❸ 包帯を環行帯で3回巻いたら、4回目は右斜め上に伸ばし、左側に回す。

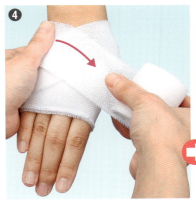

❹ 左上に出た包帯を、右下に向かって伸ばし、1回転させる。

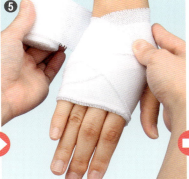

❺ 左上に包帯が出る。

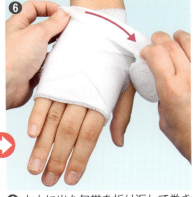

❻ 左上に出た包帯を折り返して巻きつける。

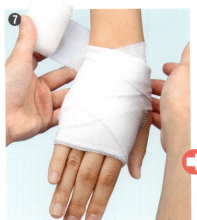

❼ 左上に包帯が出る。

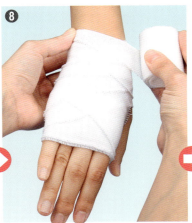

❽ 左上に出た包帯を折り返して巻きつける。

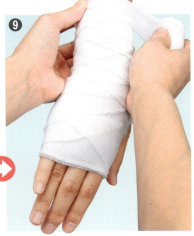

❾ 同様の操作を繰り返して巻き、最後は包帯を切ってテープでとめる。

CHAPTER 2

亀甲帯(きっこうたい)

- 亀甲帯には集合亀甲帯、離開(遠心)亀甲帯、麦穂帯があり、関節部に包帯を巻く方法である。
- 集合亀甲帯、離開(遠心)亀甲帯は、関節の周辺から中心部に向かって巻いていく。
- 麦穂帯には上行麦穂帯・下行麦穂帯があり、主に足関節や肩関節に用いられる。

集合亀甲帯

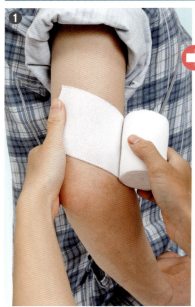

❶ 肘関節部に包帯を巻いていく。包帯の左端を保持し、患部に当てる。

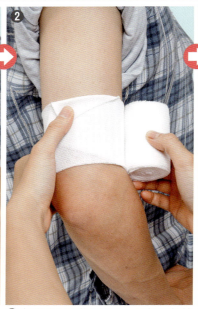

❷ 包帯を1回巻きつけ、最初に保持した左端上部を折り返す。

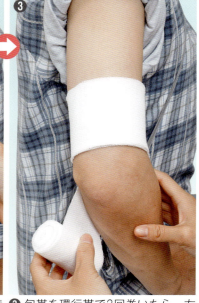

❸ 包帯を環行帯で3回巻いたら、左下に出す。

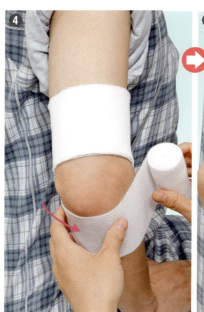

❹ 左下に出した包帯を右上に伸ばして1回転させる。

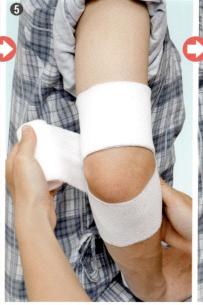

❺ 左下に出した包帯を1回巻きつけ、左上に出す。

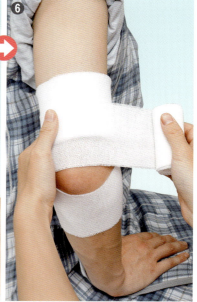

❻ 左上に出した包帯を、肘を覆うように巻きつける。

保存療法期のケア

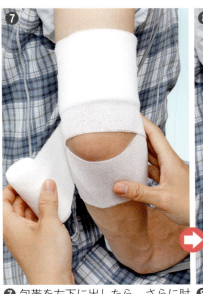
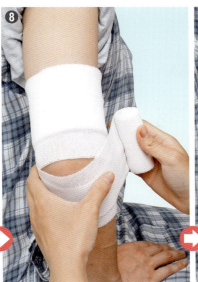
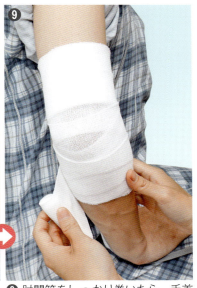

❼ 包帯を左下に出したら、さらに肘を覆うように巻きつけていく。
❽ 肘を覆う。
❾ 肘関節をしっかり巻いたら、手首の方へ向かって巻き、固定する。最後に包帯を切り、テープでとめる。

上行麦穂帯

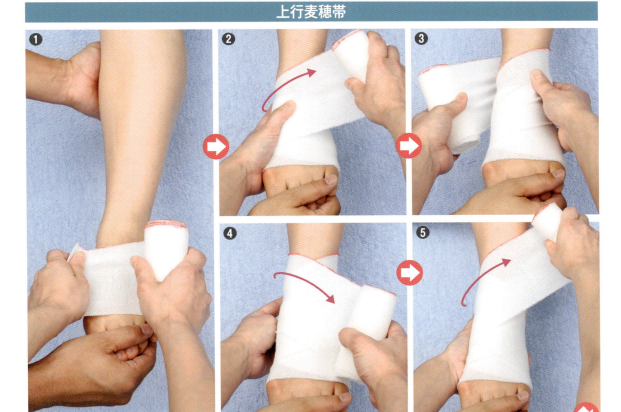

❶ 足関節部に包帯を巻いていく。介助者がつま先を保護し、下腿部を支える。巻き始めは、肘関節部と同様に行う。
❷❸ 包帯を環行帯で2回巻いたら、右上に伸ばして1回転させ、踵部に巻きつける。
❹❺ 包帯を右下に伸ばして踵部に巻きつけ、左側に出して右上に伸ばす。

25

CHAPTER 2

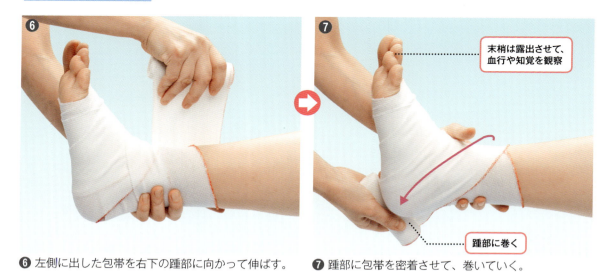

❻ 左側に出した包帯を右下の踵部に向かって伸ばす。

❼ 踵部に包帯を密着させて、巻いていく。

- 末梢は露出させて、血行や知覚を観察
- 踵部に巻く

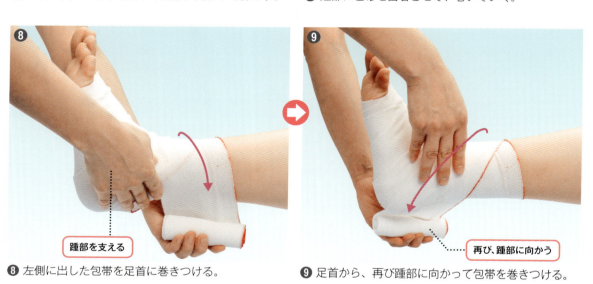

❽ 左側に出した包帯を足首に巻きつける。

❾ 足首から、再び踵部に向かって包帯を巻きつける。

- 踵部を支える
- 再び、踵部に向かう

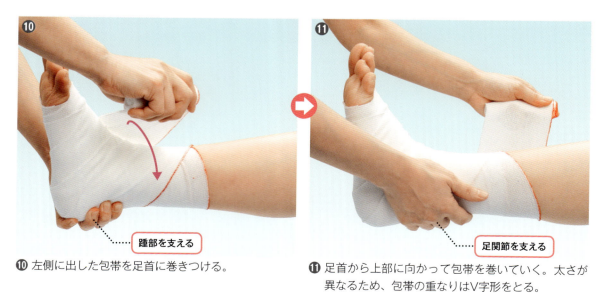

❿ 左側に出した包帯を足首に巻きつける。

⓫ 足首から上部に向かって包帯を巻いていく。太さが異なるため、包帯の重なりはV字形をとる。

- 踵部を支える
- 足関節を支える

三角巾

三角巾による固定法

- 二等辺三角形の布を用い、患側の肩や肘を動かないよう固定して、安静を図る。
- 肘部を覆うこと、患肢の指先を露出させて、観察することが重要である。
- 緊急時には三角巾をたたみ、包帯としても使用できる。

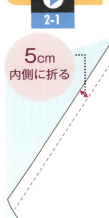

5cm内側に折る

❶ 三角巾の頂点が患側肘部にくるように当て、下半分を肩に向かって折り返す。

患側肘部が三角巾の頂点

❷ 患者前腕は肘関節が90度以下となるよう調節し、末梢を挙上して三角巾で吊る。三角巾の端は後頚部からずらし、首のななめ後ろで結ぶ。

後頚部を圧迫しないように、首のななめ後ろで結ぶ

末梢を挙上する

こま結びにする

POINT 固定時のポイント

- 肘関節が90度以上になると、血液が末梢に集まり、むくみや循環障害が起こる可能性がある。
- 後頚部に三角巾が食い込み、発赤を起こさないよう、三角巾の幅を広げて皮膚に当たる面を大きくする。
- 三角巾は適宜交換し、清潔保持に努める。
- 指先を露出して観察し、末梢の循環不全に注意する。
- 指の屈伸運動を行い、末梢の循環不全を予防する。

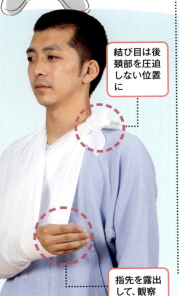

結び目は後頚部を圧迫しない位置に

指先を露出して、観察

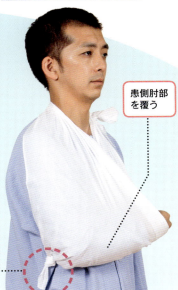

患側肘部を覆う

シーネ固定

シーネはギプス固定ほど厳重ではないが、安静と軽い固定のために用いられる。
シーネは一般に四肢の一側に当て、弾性包帯で固定する。
シーネの素材によって金網シーネ、アルミニウムシーネ、ギプスシーネなどがある。

金網シーネ
2-2

- 金網シーネは、必要な長さに合わせ、弾性包帯を巻いて固定する。
- 金網シーネは一時的な固定に用いられるため、切断せず、長い部分を折って使用する。

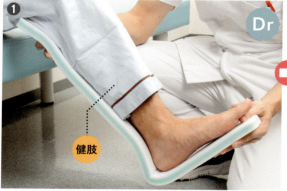
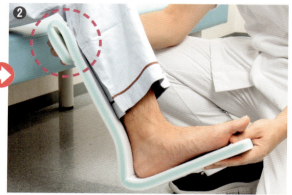
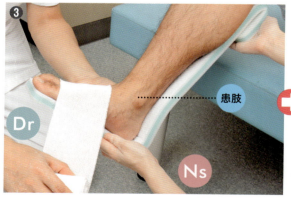
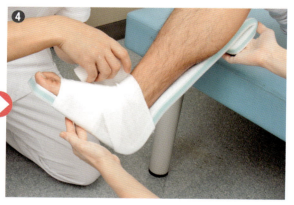
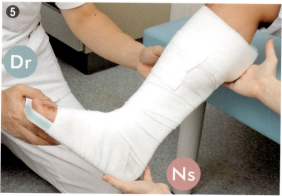

❶❷ 金網シーネを健肢に当て、長さを合わせて調整する。

❸❹❺ 金網シーネを患肢に沿わせて当て、包帯を巻いて固定する。

POINT
- 金網シーネが接触している皮膚が損傷しないよう注意する。特に、臥床時に踵部や下腿後面（ふくらはぎ）は体重がかかりやすいため、観察を心がける。
- 固定用包帯は、強く巻きすぎないよう注意する。

———————————————————— 保存療法期のケア

| アルミニウム シーネ 2-2 | ● アルミニウム製の板にスポンジを貼りつけたシーネである。
● 必要な長さに切って患肢に当て、テープで固定し、その上に包帯を巻いて保護する。
● 主に小さな骨や関節の固定に用いられる。はさみで切った切断面の処理に注意する。 |

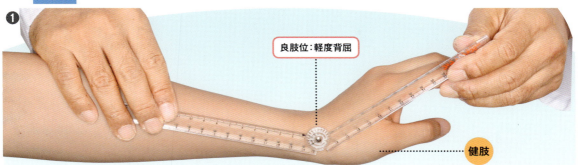

❶ 良肢位（手関節：背屈20度程度）を確認する。

❷ 医師はアルミニウムシーネをまず健肢に当て、良肢位で固定できるよう形を整え、長さを測る。

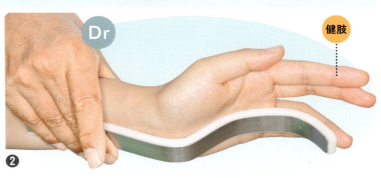

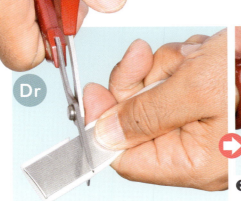

❸ アルミニウムシーネを必要な長さに切断し、アルミニウムの断端を丸く整える。

スポンジを長く残し、アルミニウムの断端を保護

❹ 医師が形を整えたアルミニウムシーネを患肢に当て、看護師が支える。

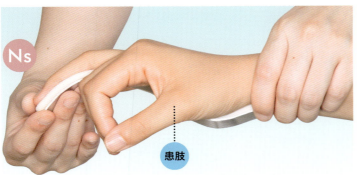

POINT
■ アルミニウムシーネが接触している部位の皮膚損傷に注意し、こまめな観察を心がける。

CHAPTER 2

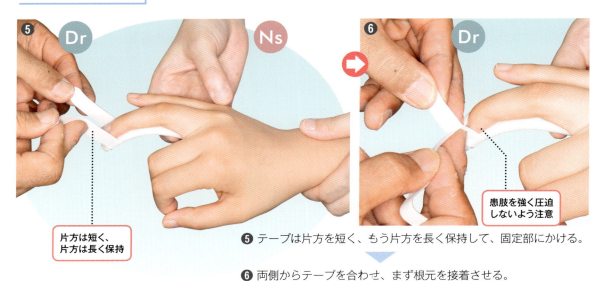

片方は短く、片方は長く保持

患肢を強く圧迫しないよう注意

❺ テープは片方を短く、もう片方を長く保持して、固定部にかける。

❻ 両側からテープを合わせ、まず根元を接着させる。

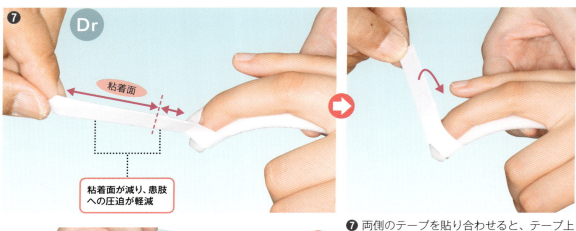

粘着面

粘着面が減り、患肢への圧迫が軽減

❼ 両側のテープを貼り合わせると、テープ上部に粘着面が残る。テープを患肢に巻きつけ、固定する。

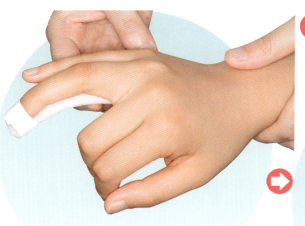

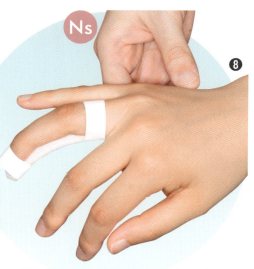

❽ 患肢の上下、2箇所をテープで固定する。

POINT
テープ固定のコツ
- まずテープを両側から貼り合わせ、その後一方向に巻きつけることで、患肢への粘着面が減り、圧迫を軽減することができる。
- テープは、ぐるりと一周させないことがポイント。

保存療法期のケア

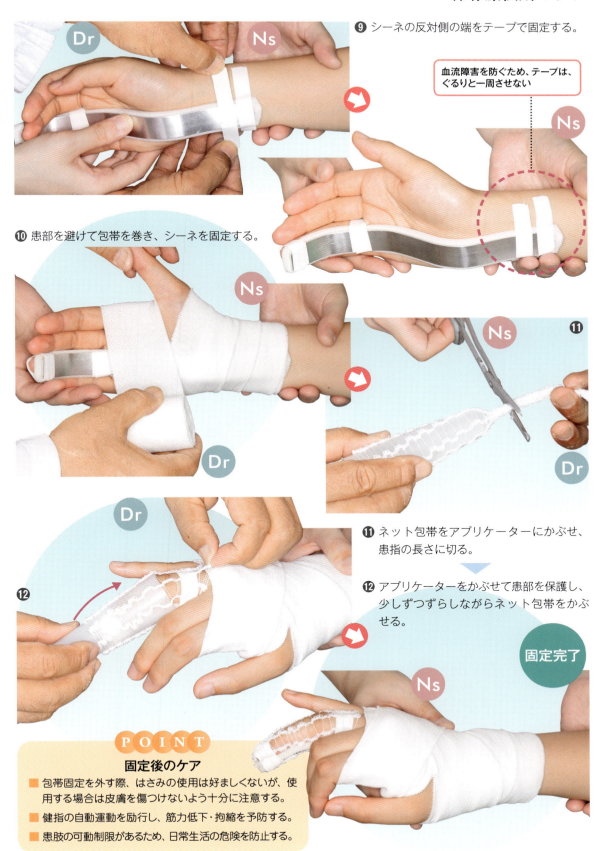

❾ シーネの反対側の端をテープで固定する。

血流障害を防ぐため、テープは、ぐるりと一周させない

❿ 患部を避けて包帯を巻き、シーネを固定する。

⓫ ネット包帯をアプリケーターにかぶせ、患指の長さに切る。

⓬ アプリケーターをかぶせて患部を保護し、少しずつずらしながらネット包帯をかぶせる。

固定完了

POINT
固定後のケア
- 包帯固定を外す際、はさみの使用は好ましくないが、使用する場合は皮膚を傷つけないよう十分に注意する。
- 健指の自動運動を励行し、筋力低下・拘縮を予防する。
- 患肢の可動制限があるため、日常生活の危険を防止する。

CHAPTER 2

ギプスシーネ

2-2

ギプスシーネは、骨折部位などに腫脹がある場合、過度な圧迫を避ける目的で用いられる固定法である。腫脹がおさまれば、ギプス固定を施行する。

水に浸したギプスシーネを患肢に当て、包帯で固定する。
ギプスシーネが乾燥して固まり、固定が完了する。

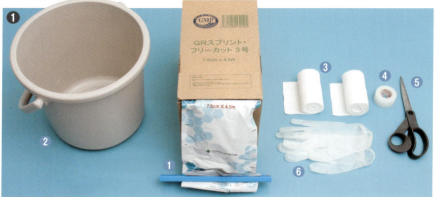

❶ 必要物品を準備する。

必要物品
❶ ギプスシーネ（オルソグラス®、GRスプリント®など）
❷ バケツ（水を入れる）
❸ 包帯
❹ テープ
❺ はさみ
❻ 手袋

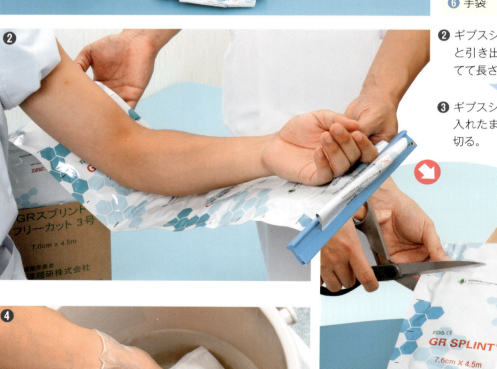

❷ ギプスシーネを包装ごと引き出し、健肢に当てて長さを合わせる。

❸ ギプスシーネを包装に入れたまま、はさみで切る。

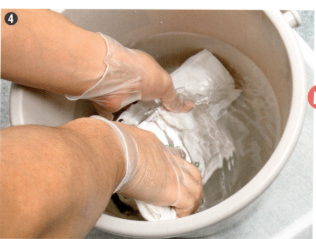

❹ ギプスシーネを包装から出し、水に浸す。

保存療法期のケア

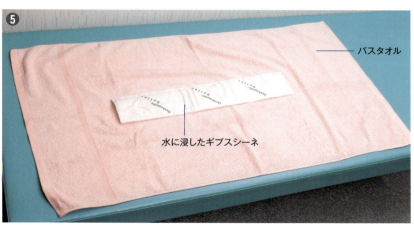

❺ バスタオルを広げ、中央に水に浸したギプスシーネを置く。

❻ タオルでギプスシーネを包み、端から丸めていく。

❼ 丸めたタオルに体重をかけて上から押し、ギプスシーネを絞る。

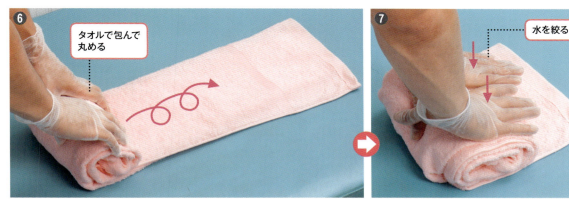

❽ 患肢にギプスシーネを当て、末梢から中枢へと包帯を巻いていく。

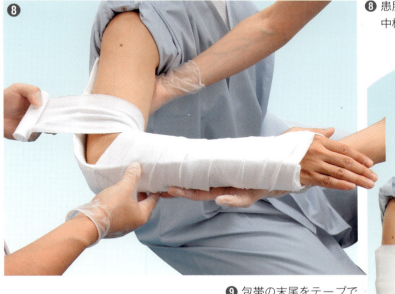

❾ 包帯の末尾をテープでとめ、固定が完了する。

注意！
- ギプスシーネの圧迫により褥瘡が発生したり、神経麻痺・末梢循環不全に陥らないよう注意！
- ギプスシーネは、空気に触れると固まってしまう。包装口をクリップでしっかり閉鎖しておく。

CHAPTER 2

ギプス固定

ギプス（Gips）はドイツ語で石膏を意味し、石膏粉をまぶしたギプス包帯を固定に用いる。最近では、水硬性プラスチックキャストが多く用いられている。ギプス固定は患部の安静を保ち、変形・拘縮を予防する一方、循環障害・神経麻痺を招く可能性もある。ギプス固定時には注意深い観察が重要であり、特に固定後12～24時間は十分な観察を行い、副作用を予防する。

PROCESS 1 ギプス固定前の準備

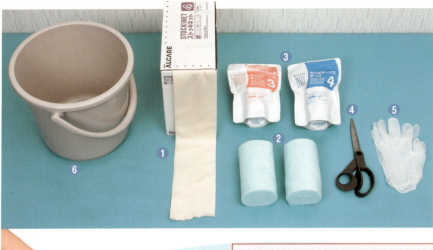

❶ ギプス固定に用いる必要物品を準備する。

必要物品

① ストッキネット（下巻き用チューブ包帯）
② ギプス用綿包帯（オルテックス®）
③ 水硬性プラスチックキャスト（ギプス包帯）
④ はさみ
⑤ 手袋
⑥ バケツ（水を入れる）

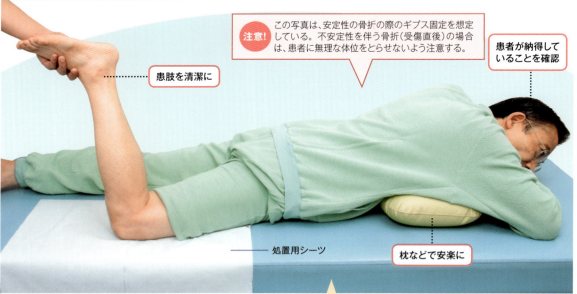

注意！ この写真は、安定性の骨折の際のギプス固定を想定している。不安定性を伴う骨折（受傷直後）の場合は、患者に無理な体位をとらせないよう注意する。

患肢を清潔に
処置用シーツ
枕などで安楽に
患者が納得していることを確認

❷ 患肢を清潔にし、創があれば処置する。排泄をすませ、体位を整える。施行部以外はできるだけ露出を避け、バスタオルなどで覆う。

POINT
- 医師よりギプス固定の必要性・期間などを、十分に説明する。
- 患者が納得していることを確認する。

保存療法期のケア

PROCESS 2 ギプス固定の実施（安定性の骨折）

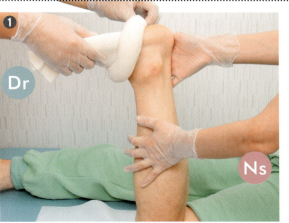

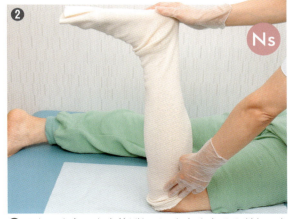

❶ 患肢より長めに切ったストッキネットを丸め、足先からはかせていく。

❷ ストッキネットを伸ばして、しわやたるみがないようにする。

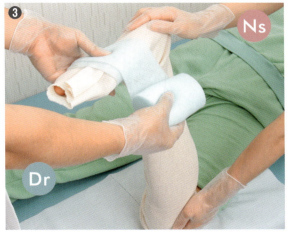

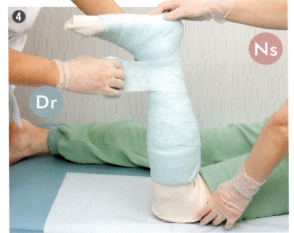

❸ ストッキネットの上から、ギプス用綿包帯（オルテックス®）を巻いていく。

❹ ギプス用綿包帯は、骨の突出部や神経が皮膚表層部を走行している部分は、厚めに巻いておく。

❺ ストッキネットの両端を折り返し、ギプス用綿包帯の上にかぶせる。

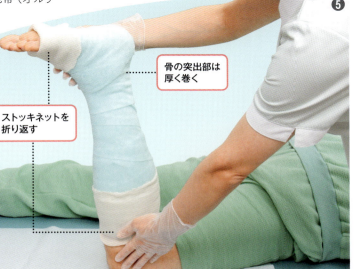

骨の突出部は厚く巻く

ストッキネットを折り返す

35

CHAPTER 2

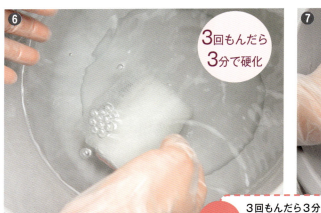

❻ キャストは水につける直前に開封し、水中でもんで水分を含ませる。

注意! 3回もんだら3分程度で硬化するので注意する。

❼ キャストの両端を両手で持ち、余分な水分を軽く絞って、医師に渡す。

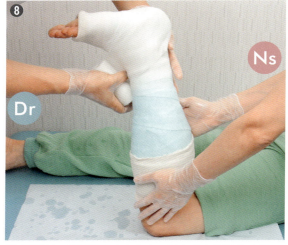

❽ 医師が、綿包帯の上からキャストを末梢から中枢へ巻いていく。看護師は、患肢を支えて介助する。

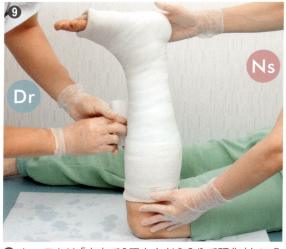

❾ キャストは「水中で3回もんだら3分で硬化」という目安があるため、医師が迅速に巻けるよう、看護師は介助する。キャストが硬化する前に巻き終わるようにする。

❿ キャストの不要部分を医師がカットし、固定を終了する。

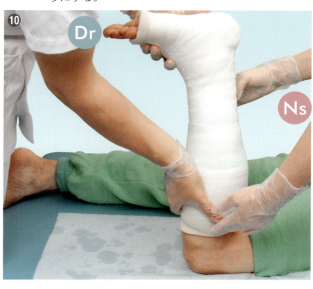

POINT
固定後の合併症予防
- 固定後に起こりうる合併症を患者に説明し、徴候がある時は早急に知らせるよう伝える。
- 循環障害・神経麻痺・圧迫に注意する。
- 指趾の動きなどにより、末梢神経障害の有無を観察する(P.60参照)。
- 知覚障害の有無を観察する(P.60参照)。

保存療法期のケア

CHECK!
不安定性を伴う骨折のギプス固定

痛みを伴う不安定な骨折のギプス固定にあたっては、患者は座位をとり、看護師が患肢を良肢位に保って保持する。
P.34に紹介したような腹臥位で患肢を挙上した体位は、骨折患者に苦痛を与えるため、骨折時は禁忌である。

ストッキネットをはかせたり、ギプス用綿包帯などを巻く際は、患肢の保持が不安定にならないよう、医師と連携してスムーズに行うことが大切である。

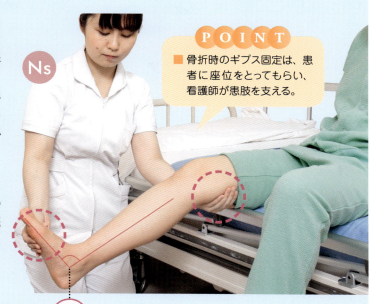

POINT
- 骨折時のギプス固定は、患者に座位をとってもらい、看護師が患肢を支える。

POINT
- 処置の間、患肢の良肢位を保つ。
- 患肢をしっかりと支え、患者に苦痛を与えないよう注意する。
- 患者の状態を観察する。

医師と連携して処置の間、良肢位を保持

POINT
- 処置の際、患肢の保持が不安定にならないよう、医師と十分に連携する。
- ストッキネットの末尾は、もう1人の看護師が伸展させると、しわを作ることなくギプス用綿包帯を巻くことができる。

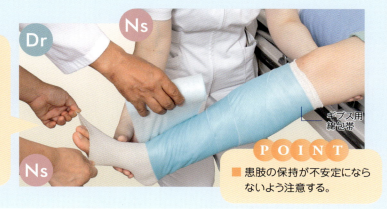

POINT
- 患肢の保持が不安定にならないよう注意する。

CHAPTER 2

ギプス固定中のケア

ギプス固定中の観察ポイント

ギプスによる患肢の固定中は、皮膚の圧迫と神経の圧迫に注意する。
手術後のギプス固定や創部がある場合は、出血の状態に注意して観察を行う。

循環障害の徴候に注意

浮腫・腫脹・冷感の有無を観察し、皮膚の色調を健側と比較することで、循環障害の発見に努める。固定後12～24時間は患肢を注意深く観察することが大切である。
また、手指の屈曲傾向、他動伸展時の疼痛がある時は、フォルクマン拘縮を疑う。

POINT
区画症候群（コンパートメント症候群）
- 四肢の骨と筋膜によって区画された空間をコンパートメントという。
この空間の内圧がギプスの圧迫などにより上昇し、その間にある組織に血行障害や神経障害が起きて壊死に至る。
- 上腕骨顆上骨折に伴い、前腕部の掌側コンパートメントに発生した区画症候群がフォルクマン拘縮である。
- フォルクマン拘縮は、筋肉・神経への血液供給が阻害され、組織の変性・壊死に陥り、正常な伸縮性が消失した状態である。

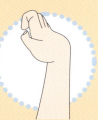
フォルクマン拘縮

神経障害の徴候に注意

神経障害の徴候は、疼痛、しびれ感など異常知覚の有無、手指・足趾の運動障害の有無を観察する（P.60参照）。
軽度でも症状が明らかで、しだいに増強する場合に医師に報告する。

循環障害・神経障害を予防するために

ギプス固定後は患肢を挙上し、循環障害を予防する。また、患側の手指・足趾の自動運動やマッサージを行い、循環障害・神経障害を予防する。
受傷直後は必ず、冷罨法を行う。

POINT
動脈閉塞の徴候：5P
動脈閉塞の徴候は、次の5Pに注意して観察する。
筋肉の阻血は6～8時間以上で不可逆性となる。
- 疼痛（pain）
- 蒼白（pallor）
- 知覚鈍麻（paresthesia）
- 運動麻痺（paralysis）
- 末梢動脈拍動の消失（pulselessness）

術後の固定や創部がある場合

手術後にギプス固定を行った場合、創部がある場合は、ギプス下の出血状態に注意する。ギプスへの血液の滲出状態、血圧・脈拍・顔色などの一般状態を観察する。
熱・悪臭・分泌物がある場合は、創感染を起こしている可能性がある。皮膚の下に骨が突出している部位には、特に注意する。

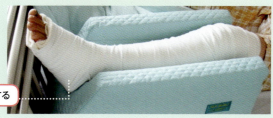
患肢を挙上する

保存療法期のケア

ギプス固定中のケア

ギプス固定中の日常生活サポート

ギプス固定中は、皮膚の清潔を保ち、掻痒感を軽減するよう援助を行う。
患肢・健肢の運動を勧め、関節拘縮や筋萎縮を予防することも重要である。

シャワーや入浴で皮膚を清潔に

受傷後の急性期で熱がある場合、症状が強い場合は、清拭を行って皮膚の清潔を保つ。
症状が安定したら、シャワーや入浴を勧める。ギプスをビニールカバーで覆い、ぬれた場合はドライヤーで乾かす。

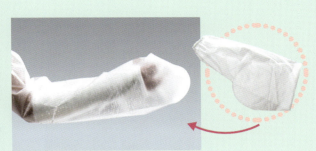

ギプス内の掻痒感を軽減

ギプス内の掻痒感を訴える患者は多い。ギプスの上から軽く叩いたり、ノズルを差し込むタイプの清涼スプレーを用いるなどして、掻痒感の軽減に努める。

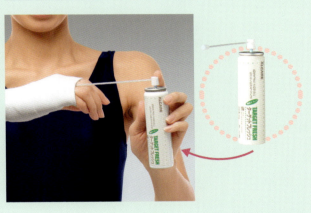

患肢・健肢の自動運動を指導

関節の拘縮や筋萎縮を予防するため、患肢の手指・足趾の自動運動やマッサージを勧める。同時に、健肢の運動も行うよう指導する。運動は、毎日行うことが大切である。

外出時のギプスカバー

下肢のギプス固定を行っている場合は、外出時にはギプスカバーを使用して汚れを防止する。負荷可能な場合は、医師にギプスヒールをつけてもらうこともできる。

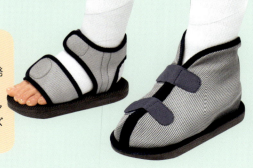

> **POINT**
> **サポートグッズを利用**
> ■ ギプス固定中の日常生活をサポートする各種製品が発売されている。
> ■ ショルダーブレースや下肢のギプスカバーのほか、シャワー・入浴用のビニールカバー、掻痒感を軽減するノズル付きスプレーなどがある。

39

CHAPTER 2

PROCESS 3 ギプスカット(キャストの場合)

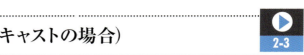

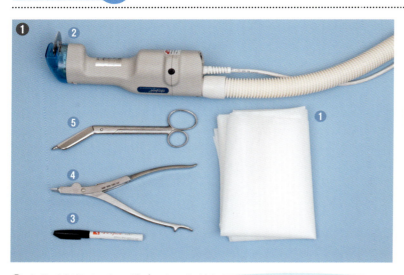

❶ ギプスカットに必要な物品を用意する。

必要物品
1. 処置用シーツ
2. ギプスカッター
3. フェルトペン
4. スプレッター（拡大器）
5. ギプス用はさみ

POINT
- 患者に、ギプスカット中は動くと危険なことを説明し、協力を得る。

❷ 患者が安楽で、かつギプスカットが安全に行えるよう体位を整える。患者がギプスカッターに恐怖心を抱くことがないよう、十分に説明する。

処置用シーツ
足枕

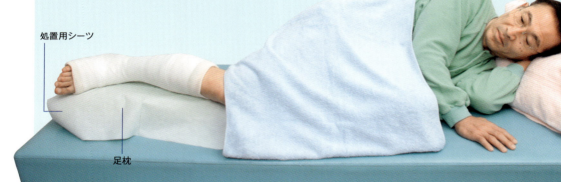

❸ 医師がギプスカッターの刃を手のひらに垂直に当て、皮膚を切ることはないと患者に説明する。

POINT
- ギプスカッターは振動で切る。そのため、接触面の皮膚を動かさなければ損傷することはない。
- 患者がギプスカッターに恐怖心を抱くことがないよう、医師自身が刃を手のひらに当てて見せ、患者を安心させる。
- 患者をリラックスさせることが、不用意な体動を防ぎ、安全なギプスカットにつながる。

振動刃であり、手を動かさなければ皮膚を損傷しない

保存療法期のケア

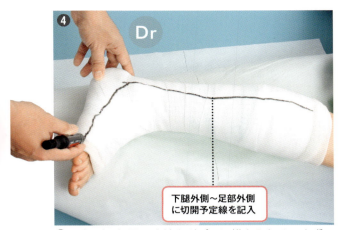

❹ 医師が、切開予定線をギプスに描き入れる。まず、下腿外側から足部外側に記入したところである。

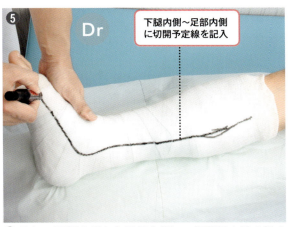

❺ 次に、下腿内側から足部内側に、切開予定線を描き入れる。

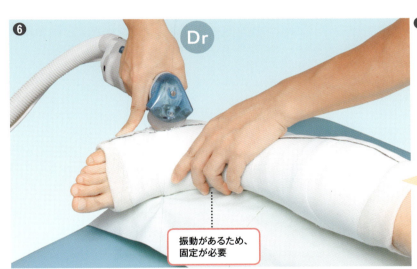

❻ 医師がギプスカッターの刃を切開予定線に垂直に当てながら、手早くギプスを切り離す。

POINT

ギプスカッター使用時の注意点

- 長時間、同じ箇所に刃を当てると回転摩擦により熱くなる。
- 内果部、外果部のように、骨の突出部では皮膚を切る可能性があるため、刃が深く入らないように注意する。

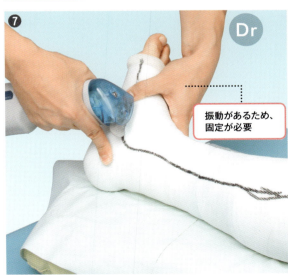

❼ 反対側の切開予定線にギプスカッターを当て、切開を行う。

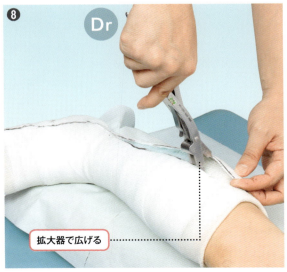

❽ 医師が、拡大器を挿入して、ギプスの切開部を広げる。

CHAPTER 2

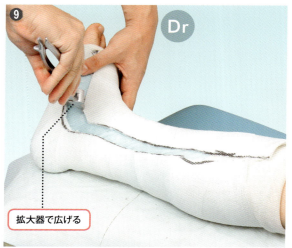

拡大器で広げる

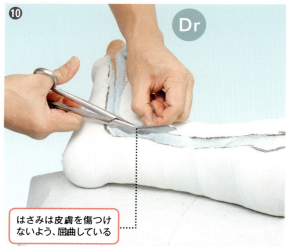

はさみは皮膚を傷つけないよう、屈曲している

❾ 拡大器をギプス切開部に挿入して、広げる。

❿ はさみを用いて、ストッキネットと綿包帯をカットしていく。

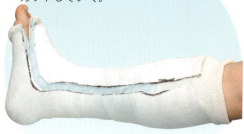

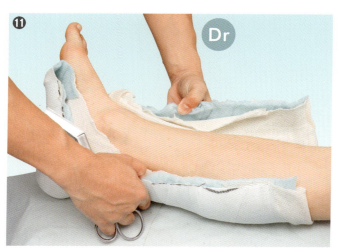

⓫ ストッキネット・綿包帯・キャストを、一括して除去する。

⓬ 患肢のシャワー浴を行う。同時に、循環障害、知覚障害、皮膚障害などがないか観察する。

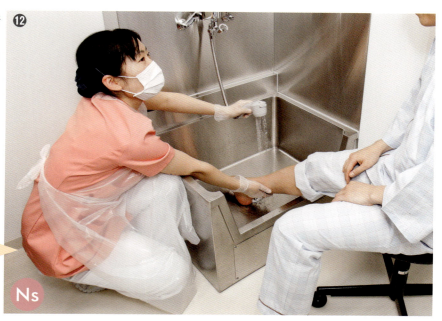

POINT
- 看護師は、ギプス固定がとれたことを共に喜び、患者をねぎらう。
- 患肢に異常がないか、観察を行う。

保存療法期のケア

牽引療法

牽引療法は、四肢や体幹に持続的牽引力を加える治療法であり、直接・間接牽引がある。骨折・脱臼の整復、良肢位の保持、関節拘縮・強直の予防などを目的とする。
牽引中は正しい肢位・体位で正しい方向に牽引が行われていること、神経麻痺・循環障害がないことを観察する必要がある。

牽引療法の種類

直達牽引

- 直達牽引は骨に鋼線などを通して直接、骨に牽引力を加える。
- 介達牽引より、より強い牽引力を加えることができる。
- 直達牽引を行っている場合は、鋼線刺入部位の感染予防が重要である。

POINT

対向牽引
- 牽引療法中は、体が牽引方向に移動するのを防ぐため、ベッドに傾斜をつけたり、抑制帯・砂嚢などを用いて体を固定する。これを対向牽引という。

牽引時のケア
- 正しい肢位・体位が保持され、正しい方向に牽引されていることを確認する。
- 対向牽引が効果的に行われていることを確認する。
- チアノーゼ、冷感、しびれ感、浮腫などの症状を観察し、循環障害・神経麻痺を予防する。
- 患肢の保温・摩擦に注意する。

介達牽引

- 介達牽引は、皮膚に当てたトラックバンドにより、間接的に骨に牽引力を加える。
- 介達牽引を行っている場合は、皮膚トラブルの予防が重要である。

POINT

直達か介達か？　判断基準と特徴

■ 直達牽引
・骨に直接鋼線を刺入するので5kg程度まで可能だが、骨粗鬆症の強い高齢者などには3kg程度にとどめるほうが安全。
・基本的に体重の1/10程度の力で牽引するが、明確な基準はない。

■ 介達牽引
・牽引による皮膚障害が生じやすいため、短期間で強い牽引力を必要としない場合に行われる。重錘は2kg程度が限度。

CHAPTER 2

牽引用ベッドの作成

PROCESS 1 牽引用ベッド作成の準備

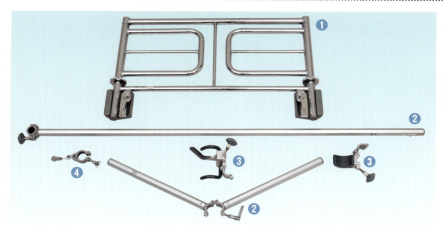

牽引用ベッドの作成に必要な物品を用意する。

必要物品
❶ 牽引用ベッド柵
❷ 牽引フレーム（縦・横）
❸ クランプ（上・下）
❹ 滑車

PROCESS 2 牽引用ベッドの組み立て

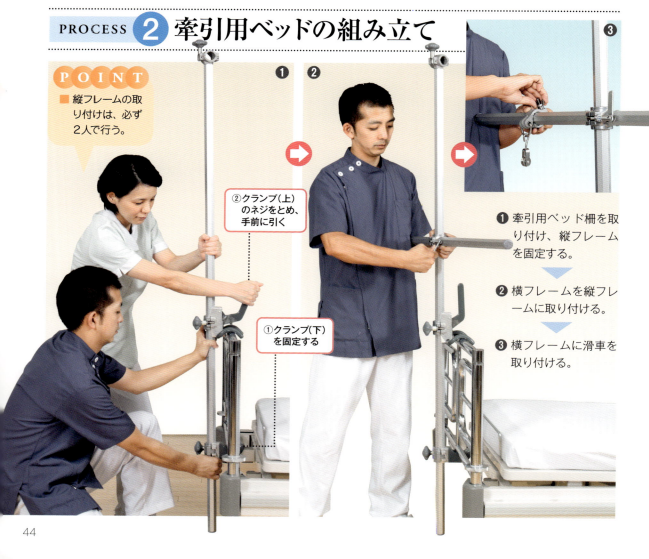

POINT
- 縦フレームの取り付けは、必ず2人で行う。

①クランプ（下）を固定する

②クランプ（上）のネジをとめ、手前に引く

❶ 牽引用ベッド柵を取り付け、縦フレームを固定する。

❷ 横フレームを縦フレームに取り付ける。

❸ 横フレームに滑車を取り付ける。

保存療法期のケア

❹ 牽引用ベッド柵、牽引フレーム、滑車、牽引ロープ、重錘吊りを取り付け、ベッドの準備が整った状態である。

POINT
- ベッド柵・フレーム・滑車に緩みはないか確認する。固定部が動くようなら再度、しっかり固定する。
- 横フレームは、ベッド柵に重錘が当たらないよう、ずらして固定する。
- 1日1回、ネジに緩みのないことを確認する。

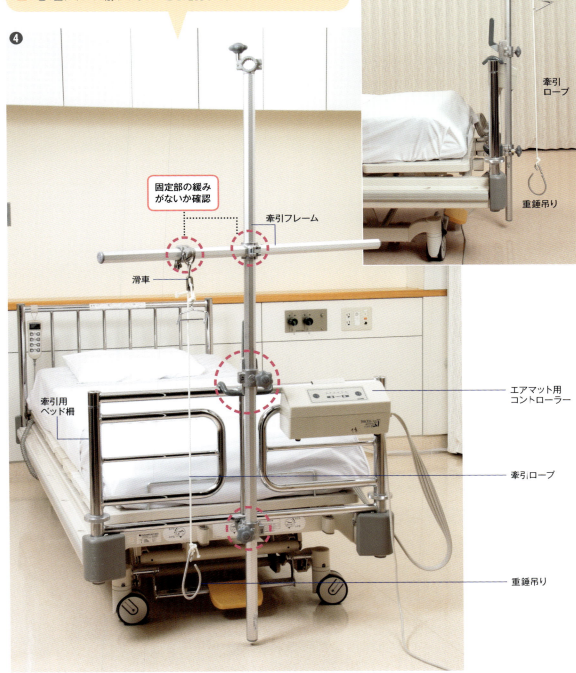

CHAPTER 2

直達牽引（キルシュナー牽引法／下肢の場合）

2-4

PROCESS 1 直達牽引実施前の準備

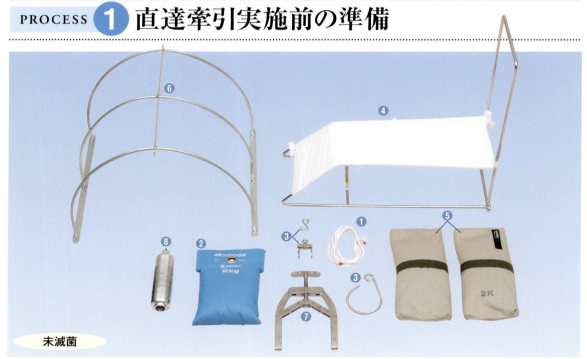

未滅菌

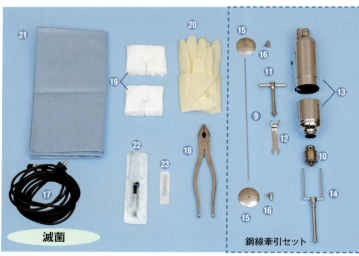

滅菌 ／ 鋼線牽引セット

患者と家族に直達牽引の目的と手技をわかりやすく説明する。

直達牽引実施前には、患者は排尿をすませ、T字帯またはオムツを着用し、病衣に着替える。

看護師は必要物品を用意する。

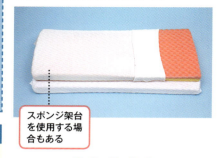

スポンジ架台を使用する場合もある

必要物品

未滅菌
❶牽引ロープ、❷重錘、❸重錘吊り、❹ブラウン架台、❺砂嚢、❻離被架（りひか）、❼緊張弓、❽モーター

滅菌
●鋼線牽引セット（❾キルシュナー鋼線2.0mm2本、❿チャック、⓫チャックハンドル、⓬L型スパナ、⓭モーター外枠、⓮鋼線ガイド、⓯固定皿、⓰ネジ（各2個））、⓱コード、⓲滅菌ペンチ、⓳Y字切り込みガーゼ2枚、⓴滅菌手袋、㉑滅菌シーツ、㉒局所麻酔薬（シリンジ入り）、㉓注射針23G、㉔その他（処置用シーツ、消毒薬（ポビドンヨード）、鑷子、綿球、膿盆、テープ

POINT

- 患者にわかりやすく説明することにより、機械操作に伴う緊張感・不安が緩和され、治療に対する協力が得られる。
- 患者の状態に応じたマットを選択し、褥瘡発生を予防する。

保存療法期のケア

PROCESS 2 鋼線刺入部の消毒・局所麻酔

※DVDでは、スポンジ架台を用いています。

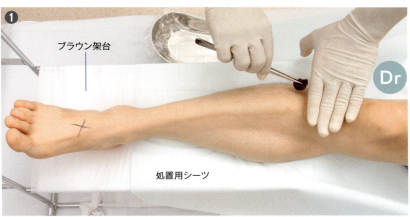

❶ ベッド上にブラウン架台を置き、処置用シーツを敷いて、患肢をのせる。
ワゴンに滅菌リネンを広げ、鋼線牽引セットを無菌操作で展開する。

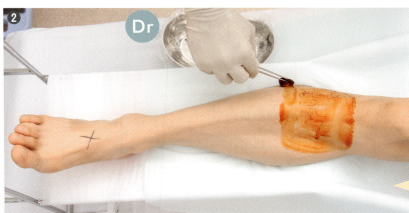

❷ 医師は滅菌手袋を装着し、鋼線刺入部を中心から外側に向かって、ポビドンヨードで消毒する。

POINT
■ 無菌操作で医師の介助を行う。

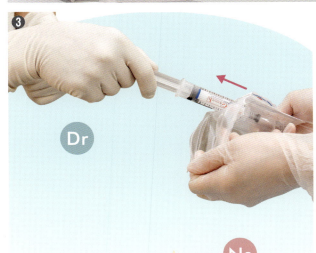

❸ 看護師は医師に局所麻酔薬の入ったシリンジと注射針を渡す。

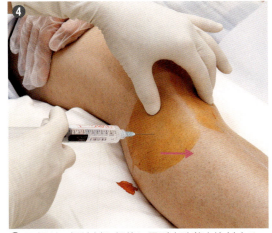

❹ 医師が、鋼線刺入部位に局所麻酔薬を注射する。

POINT
■ 看護師は、無菌操作で介助する。
■ 清潔側の医師が上に、不潔側の看護師が下に位置するよう注意する。

CHAPTER 2

PROCESS 3 ドリルの組み立て

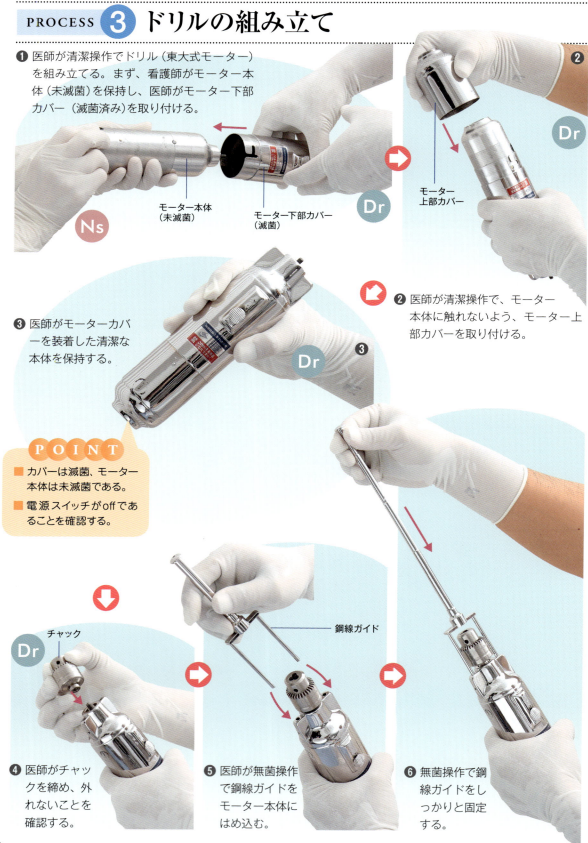

❶ 医師が清潔操作でドリル（東大式モーター）を組み立てる。まず、看護師がモーター本体（未滅菌）を保持し、医師がモーター下部カバー（滅菌済み）を取り付ける。

モーター本体（未滅菌）　モーター下部カバー（滅菌）

❷ 医師が清潔操作で、モーター本体に触れないよう、モーター上部カバーを取り付ける。

モーター上部カバー

❸ 医師がモーターカバーを装着した清潔な本体を保持する。

POINT
- カバーは滅菌、モーター本体は未滅菌である。
- 電源スイッチがoffであることを確認する。

❹ 医師がチャックを締め、外れないことを確認する。

チャック

❺ 医師が無菌操作で鋼線ガイドをモーター本体にはめ込む。

鋼線ガイド

❻ 無菌操作で鋼線ガイドをしっかりと固定する。

保存療法期のケア

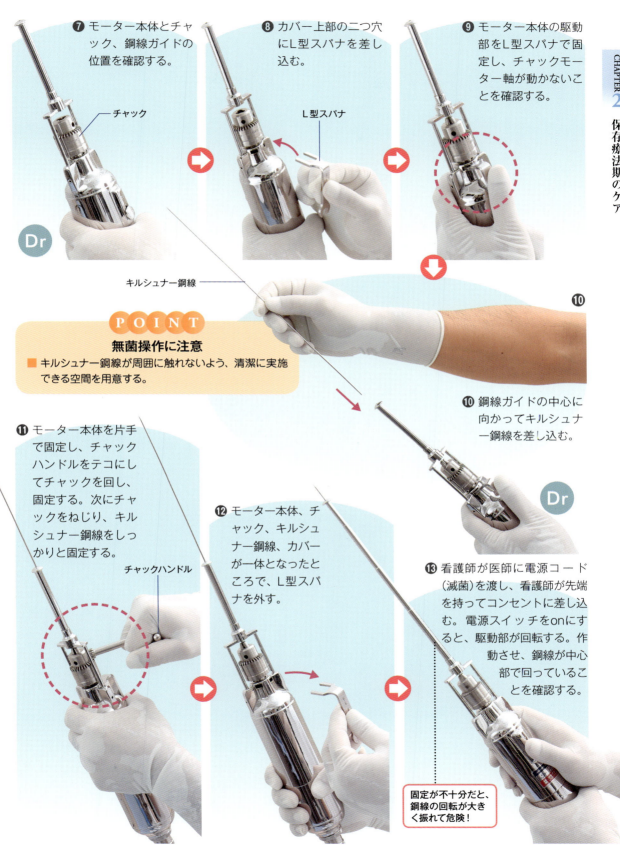

❼ モーター本体とチャック、鋼線ガイドの位置を確認する。

❽ カバー上部の二つ穴にL型スパナを差し込む。

❾ モーター本体の駆動部をL型スパナで固定し、チャックモーター軸が動かないことを確認する。

POINT 無菌操作に注意
■ キルシュナー鋼線が周囲に触れないよう、清潔に実施できる空間を用意する。

❿ 鋼線ガイドの中心に向かってキルシュナー鋼線を差し込む。

⓫ モーター本体を片手で固定し、チャックハンドルをテコにしてチャックを回し、固定する。次にチャックをねじり、キルシュナー鋼線をしっかりと固定する。

⓬ モーター本体、チャック、キルシュナー鋼線、カバーが一体となったところで、L型スパナを外す。

⓭ 看護師が医師に電源コード（滅菌）を渡し、看護師が先端を持ってコンセントに差し込む。電源スイッチをonにすると、駆動部が回転する。作動させ、鋼線が中心部で回っていることを確認する。

固定が不十分だと、鋼線の回転が大きく振れて危険！

49

CHAPTER 2

PROCESS 4 直達牽引の実施

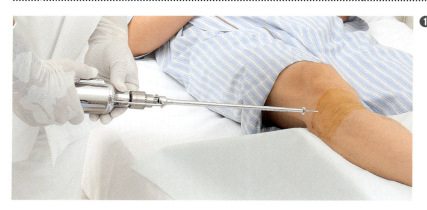

❶ 医師が無菌操作で患肢の目的の骨に鋼線を刺入する。
その際、患者に声をかけたり、顔色・気分不快・呼吸状態を確認する。

POINT
鋼線刺入時のケア

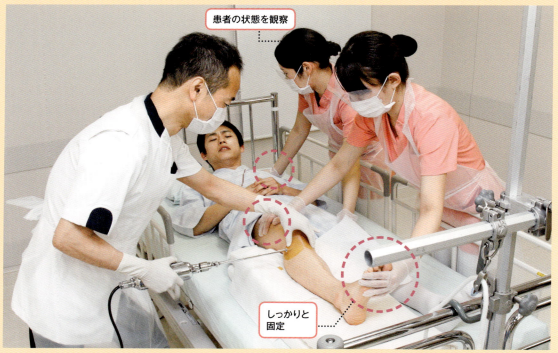

患者の状態を観察

しっかりと固定

※DVDと同様、スポンジ架台を使用した場合

■ 刺入の際は、看護師は2名以上で介助を行う。
　1人が患肢をしっかり保持し、もう1人が体が起き上がらないよう、肩と患肢を固定する。
■ 鋼線刺入は無菌操作であるため、滅菌物に患者の手が触れないよう注意する。
　不安解消の意味からも、腹部あたりで両手を組ませるとよい。
■ 患者が手を動かす危険がある場合は、もう1人の看護師が患者の手を固定する。
■ 看護師は患者に声をかけ、緊張感や不安の軽減に努める。
■ 患者の顔色・呼吸状態・痛み・しびれ・出血を確認する。

保存療法期のケア

❷ 医師は、目的の骨に鋼線を刺入後、Y字切り込みガーゼを当てて皿とネジで固定する。さらに、患肢の両端から出ている鋼線を無菌ペンチで曲げる。
鋼線の先には注射針のキャップを装着し、テープで固定する。

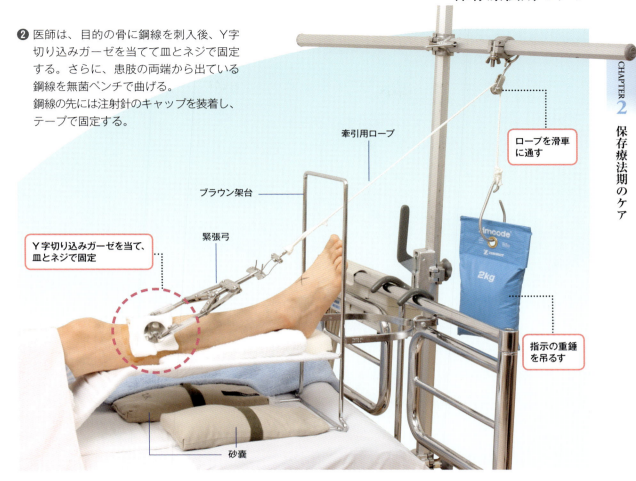

牽引用ロープ
ロープを滑車に通す
ブラウン架台
緊張弓
Y字切り込みガーゼを当て、皿とネジで固定
指示の重錘を吊るす
砂嚢

❸ 医師が鋼線に緊張弓を取り付け、緊張弓にロープを結びつける。ロープを滑車に通し、重錘を吊り下げる。
看護師は患者に気分を尋ね、病衣・掛け物など、ベッドサイドの環境を整える。後片付け、記録を行う。

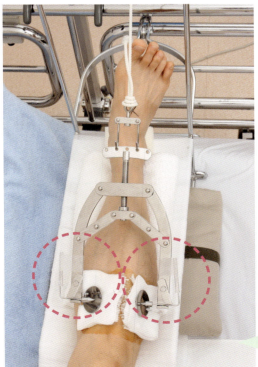

POINT

- 患肢の外側で折り曲げた鋼線には、注射針のキャップを装着して保護し、テープで固定する。
- 看護師は、患者の顔色・呼吸状態、痛み・しびれ・出血の有無を観察する。
- 肢位を変えるなどで重錘を外す場合は、必ず、徒手牽引をして肢位を保持する。
- 処置後は、患者にねぎらいの言葉をかける。

EVIDENCE

- 鋼線の先端を露出したままにすると、皮膚の損傷を起こす危険性がある。

51

CHAPTER 2

PROCESS 5 直達牽引施行中の観察

直達牽引の施行中には、患者が正しい体位・肢位をとり、正しい方向に牽引されていることを確認する。同時に、神経障害・循環障害などの合併症がないかを観察することが重要である。

1 正しい体位・肢位

2 正しい方向に牽引

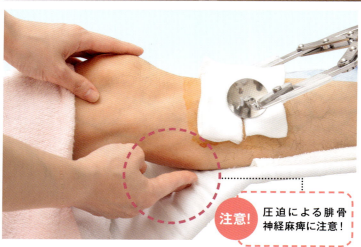

POINT
牽引機器をチェック!
- 重錘がベッドに触れていないか?
- 重錘が床についていないか?
- 重錘は指示通りの重さか?
- 牽引ロープがリネンなどに触れていないか?
- 牽引ロープが滑車から外れていないか?

注意! 圧迫による腓骨神経麻痺に注意!

POINT
腓骨神経麻痺の有無を観察
- 足趾・足関節の背屈障害の有無は?
- 足趾の知覚障害の有無は?
- 下腿外側から足背のしびれ、疼痛の有無は?

EVIDENCE
- 腓骨神経は前脛骨筋や長母趾伸筋、長趾伸筋を支配しており、足趾・足関節の背屈運動を担っている。

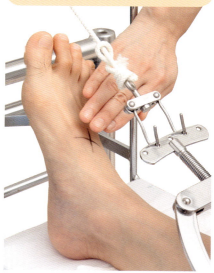

保存療法期のケア

CHECK!
直達牽引時のヒヤリ・ハット！

直達牽引療法を行う際は、正しい体位と良肢位、正しい牽引力と牽引方向を維持し、さらに神経麻痺・循環障害や皮膚トラブルなどを予防することが大切である。

下腿の外旋、牽引具による下腿圧迫、固定具のずれなど、日常起こりやすいヒヤリ・ハット事象を知って、予防に努めることが必要である。

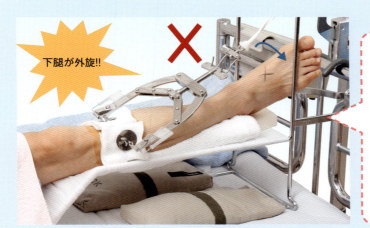

下腿が外旋!!

注意!
下腿は外旋位になりやすいので注意！ 内旋・外旋を避け、足関節が軽度の底屈（30度程度）になるようにする。小枕などを用いて、外旋位にならないよう工夫する。

緊張弓が脛骨を圧迫!!

注意!
牽引方向のずれなどにより、緊張弓が下腿に触れていると、正しい牽引力が加わらないと同時に、皮膚が損傷しやすい。牽引方向、体位・肢位をチェックし、正しい牽引方向・牽引力が維持されるよう注意する。

踵部の固定用スポンジがずれている!!

注意!
踵部の固定用スポンジがずれると、肢位が不安定となる。患者のベッドサイドを訪れるたびに、肢位の固定状態、牽引状態を詳細に観察することが大切である。

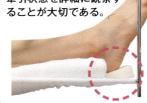

CHAPTER 2

介達牽引

PROCESS 1 介達牽引実施前の準備

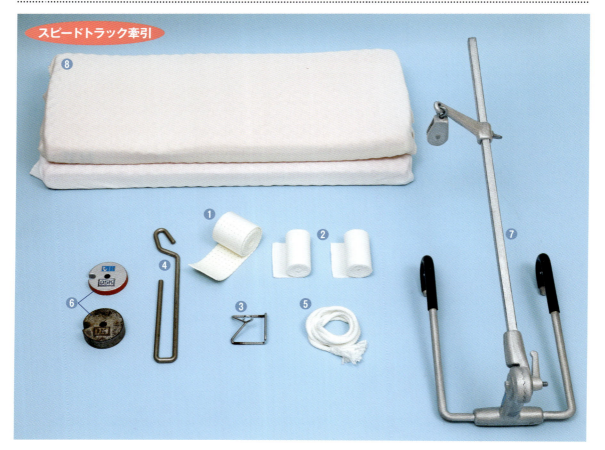

スピードトラック牽引

患者と家族に介達牽引の目的と手技をわかりやすく説明する。

↓

牽引実施前に、患者は排尿をすませ、病衣に着替える。
看護師は必要物品を用意し、牽引用ベッド柵を取り付ける。

↓

牽引フレームを固定し、滑車をつける。

必要物品

1. トラックバンド
2. 弾性包帯（エラスコット®）
3. 牽引用金具
4. 牽引用フック
5. 牽引ロープ（1.5～2m）
6. 重錘、重錘吊り
7. 牽引フレーム、牽引用クランプ
8. スポンジ架台

POINT
介達牽引実施前の留意点
- 患者にわかりやすく説明することにより、牽引処置に伴う緊張感・不安が緩和され、治療に対する協力が得られる。
- 患者に応じたマットを選択し、褥瘡を予防する。
- 患肢に合った幅のトラックバンドを用意する。

―保存療法期のケア

PROCESS ② 介達牽引の実施と観察

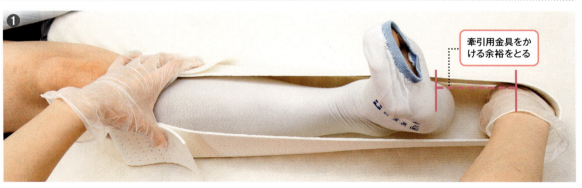

牽引用金具をかける余裕をとる

❶ 患肢の幅に合ったトラックバンドを用意する。トラックバンドの両端を折り返し、牽引用金具をかける余裕をとって、スポンジ面を下腿の内外側の皮膚に当てる。

❷ 介助者は患肢を徒手牽引し、もう1人が弾性包帯を末梢から中枢へと巻き、テープで固定する。

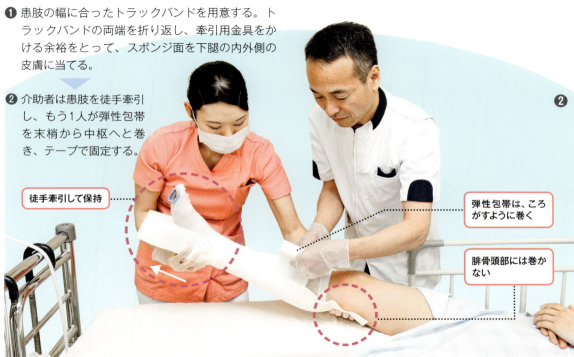

徒手牽引して保持

弾性包帯は、ころがすように巻く

腓骨頭部には巻かない

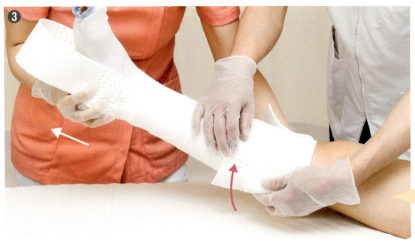

❸ 弾性包帯を腓骨頭部の手前まで巻いたら、トラックバンドを折り返し、さらにその上から巻いてテープで固定する。

POINT
- 関節部を避け、圧迫しないよう適度な強さで巻く。
- 弾性包帯は引っ張らずに、ころがすように巻く。

CHAPTER 2

❶ 患肢をスポンジ架台に乗せる。トラックバンドにロープをつけた牽引用金具をかけ、ロープを滑車に通して、指示の重錘をつるす。
正しい体位・肢位がとれていること、正しい方向に牽引されていることを確認する。

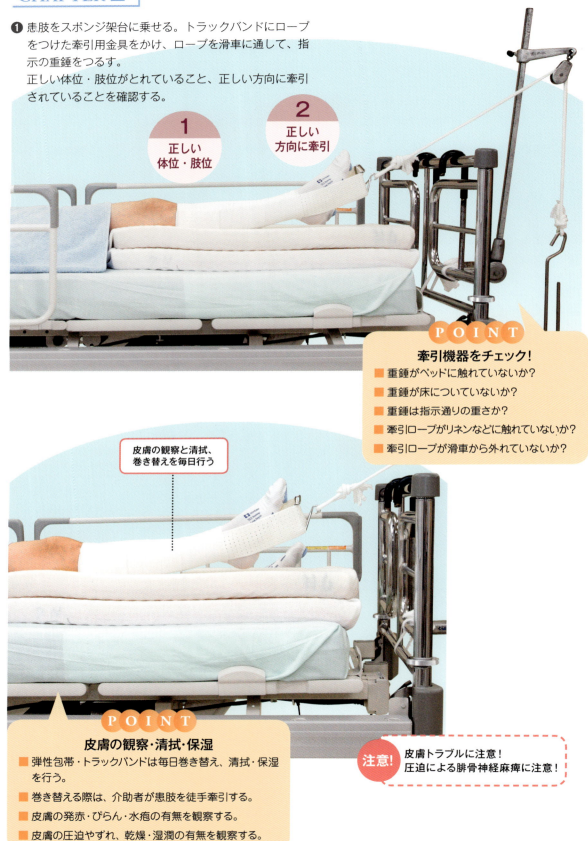

1 正しい体位・肢位
2 正しい方向に牽引

POINT 牽引機器をチェック！
- 重錘がベッドに触れていないか？
- 重錘が床についていないか？
- 重錘は指示通りの重さか？
- 牽引ロープがリネンなどに触れていないか？
- 牽引ロープが滑車から外れていないか？

皮膚の観察と清拭、巻き替えを毎日行う

POINT 皮膚の観察・清拭・保湿
- 弾性包帯・トラックバンドは毎日巻き替え、清拭・保湿を行う。
- 巻き替える際は、介助者が患肢を徒手牽引する。
- 皮膚の発赤・びらん・水疱の有無を観察する。
- 皮膚の圧迫やずれ、乾燥・湿潤の有無を観察する。

注意！ 皮膚トラブルに注意！
圧迫による腓骨神経麻痺に注意！

保存療法期のケア

CHECK!
介達牽引時のヒヤリ・ハット！

介達牽引を行う際にも直達牽引と同様に、
正しい体位と良肢位、正しい牽引力と牽引方向を維持し、
さらに神経麻痺・循環障害や皮膚トラブルを予防することが大切である。

介達牽引は、皮膚に巻いたトラックバンドを弾性包帯によって固定し、牽引を行う。
毎日、巻き替えと清拭・保湿を行い、圧迫やずれなどによる皮膚トラブルがないよう
調整することが必要である。

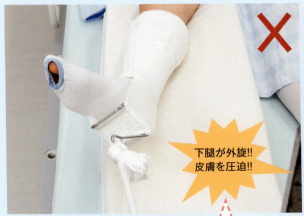

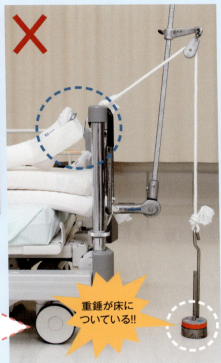

下腿が外旋!!
皮膚を圧迫!!

重錘が床に
ついている!!

注意!
下肢は、外旋位になりやすいので注意。下肢が外旋すると良肢位を保てないだけでなく、架台フレームに当たり、皮膚の損傷を招くことがある。
重錘が床についているなど、正しく牽引力が維持されていないと、良肢位が保たれない。正しい力で、正しい方向に牽引力を維持することが大切である。

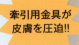

牽引用金具が
皮膚を圧迫!!

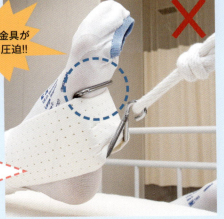

注意!
牽引方向がずれ、牽引用金具が足底に当たると皮膚トラブルを招くことがある。
ロープの長さ、重錘の重さ、牽引方向を確認し、正しい牽引方向・牽引力を守ることが大切である。

57

CHAPTER 2

牽引療法中のケア

良肢位を保持するために

牽引療法中は、神経障害や循環障害を起こす場合がある。
これを予防するため、良肢位が保たれているか観察する。

良肢位の保持

下肢は、外旋・内旋を避けて中間位とし、足関節は軽度の底屈（30度程度）とする。足底板を使用することもある。膝関節は屈曲10～20度とする。

観察ポイント
- 底屈30度程度、もしくは足底板を用いて背屈・底屈0度
- 30°
- 10°～20°
- 屈曲10～20度

皮膚トラブル・感染を予防するために

牽引療法中は、牽引器具による圧迫や摩擦により、皮膚トラブルを生じる危険がある。
これを予防するため、牽引ロープの長さ、牽引方向を調整すること、
圧迫・摩擦部位にはタオルやスポンジを当てて皮膚を保護することが必要である。
介達牽引の場合は毎日、トラックバンドを外して観察・清拭・巻き替えを行う。
直達牽引（キルシュナー鋼線牽引）を行っている場合は、感染予防が特に重要である。
鋼線刺入部位の出血・滲出液・発赤・疼痛・腫脹の有無を観察する。

圧迫や摩擦に注意して、観察・ケア

観察ポイント
- 緊張弓が、皮膚に当たらないよう注意！
- トラックバンドを外して観察・清拭、巻き替え

POINT
- 皮膚の発赤・びらん・水疱の有無は？
- 圧迫・ずれ・湿潤など、皮膚トラブルの誘因はないか？

直達牽引の刺入部位を観察

観察ポイント

観察 → 出血 / 滲出液 / 発赤 / 疼痛 / 腫脹 ‥‥▶ 有 / 無

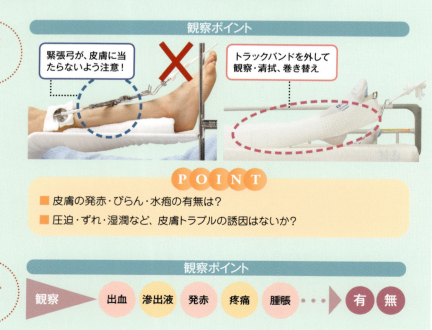

保存療法期のケア

牽引療法中のケア

筋力低下・関節拘縮の予防

牽引療法中は長期間の同一体位、安静が求められるため、筋力低下・関節拘縮や深部静脈血栓症のリスクがある。患肢・健肢の定期的な運動を行うことが必要である。

患肢・健肢の運動を定期的に

足趾・足関節の底背屈運動

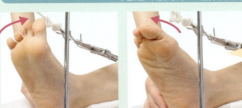

POINT
- 下腿の牽引では、足趾・足関節の底背屈運動を行う。
- 運動は時間を決めて、定期的に行う。
- 健側の運動も行う。

疼痛・苦痛を緩和するために

牽引療法施行時には、牽引や同一体位に伴う疼痛・身体的苦痛を和らげるケアが求められる。同時に、床上安静により活動が制限されるため日常生活の援助、精神的援助が重要である。

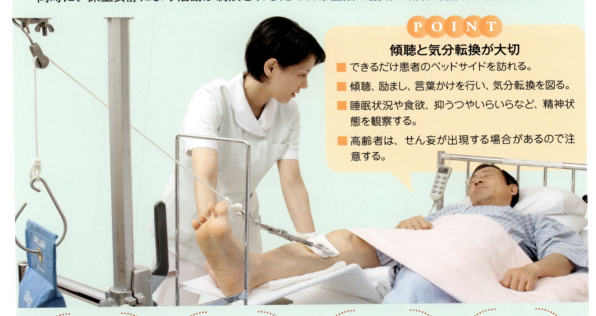

POINT
傾聴と気分転換が大切
- できるだけ患者のベッドサイドを訪れる。
- 傾聴、励まし、言葉かけを行い、気分転換を図る。
- 睡眠状況や食欲、抑うつやいらいらなど、精神状態を観察する。
- 高齢者は、せん妄が出現する場合があるので注意する。

疼痛の観察
- 疼痛の性質・程度を観察する。
- 患者の状態、牽引器具の点検・調整を行う。
- 鎮痛薬の使用状況、鎮痛効果を確認する。

身体的援助
- 枕・スポンジ・タオルなどの安楽用具を用いて、体位・肢位を工夫する。
- 温罨法・冷罨法、マッサージなどにより苦痛を緩和する。

日常生活援助
- できるだけ、患者自身で行えるよう援助する。
- ナースコールは患者の手の届く範囲に設置する。必要物品は使用しやすく環境調整を行う。

精神的援助
- 訪室し、患者の訴えを傾聴する。
- 励まし、言葉かけ、気分転換などが大切である。

CHAPTER 2

牽引療法中のケア

神経麻痺・循環障害を予防するために

牽引療法の施行中は良肢位を保持し、腓骨頭やその他の部位の圧迫に注意して、神経障害や循環障害を予防することが大切である。

腓骨神経麻痺・循環障害の観察

腓骨神経麻痺の有無を確かめるため、足趾の背屈運動ができるか、足関節の背屈運動ができるかを観察する。
また、足背動脈を触知し、循環障害・知覚障害の有無を観察する。

EVIDENCE
- 腓骨神経は、前脛骨筋や長趾伸筋、長母趾伸筋を支配しており、足関節や足趾の背屈運動を担っている。

POINT 合併症・二次的障害の観察ポイント
- 循環障害：皮膚の色調、冷感・しびれ感・浮腫はないか？
- 神経障害：しびれ・知覚鈍麻・筋力減弱・運動障害はないか？
- 関節拘縮・筋力低下はないか？
- 褥瘡・皮膚障害はないか？

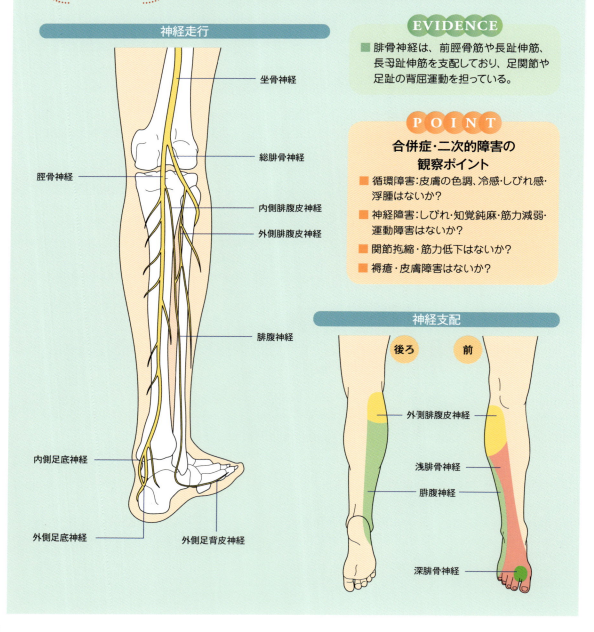

ブロック療法

脳脊髄神経や脳脊髄神経節、または交感神経節およびそれらの形成する神経叢に向かってブロック針を刺し、直接またはその近くに局所麻酔薬を注入して、神経の伝達機能を一時的に遮断する療法。
除痛（感覚神経）により痛みの悪循環を断ち切ること、損傷部位への血流増加による血行改善を目的に行われる。
ここでは、仙骨硬膜外ブロック、硬膜外ブロック、神経根ブロックを紹介する。

ブロック療法を実施する際の注意点

- 露出が必要であるため、羞恥心に配慮する。
- 一つひとつの処置に対し、声かけを行う。
- 処置中に合併症を起こす可能性があるため、患者の表情・状態をこまめに観察する。
- 処置後の安静解除の時間や飲食開始の時間について、患者へ説明する。
- 安静解除時はふらつきや下肢のしびれ、脱力感が出現していないか確認し、転倒に注意する。

仙骨硬膜外ブロック

仙骨裂孔から、硬膜外腔に薬液を注入することによって、脊髄神経および交感神経を遮断し、疼痛の緩和や血流改善などの効果を得ることができる。腰痛や下肢痛が強い場合、内服や物理療法でも症状が軽快しない場合に行われる。

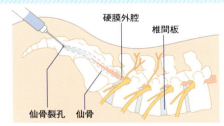

福岡整形外科病院看護部：バスの中の看護過程がひとめでわかる！整形外科病棟ケア．メディカ出版，P180，2015をもとに作成

適応：腰部または仙骨神経支配領域の痛み、急性腰痛症、脊椎疾患（椎間板ヘルニア、脊柱管狭窄症、変形性脊椎症、脊椎関節症）、その他種々の腰下肢痛、仙骨支配領域の痛み

必要物品：①ディスポーザブル針 ②20mlシリンジ ③医師の指示した薬剤 ④処置用シーツ ⑤消毒液 ⑥綿球 ⑦攝子 ⑧滅菌手袋 ⑨滅菌ガーゼ ⑩絆創膏 ⑪枕

実施の手順

❶ 穿刺体位の確保、固定を行う。
　下腹部に枕を入れて臀部を挙上する。
　腕は頭のほうに上げて力を抜いてもらう。

❷ シーツや寝衣が汚染しないよう、処置用シーツを敷いてから穿刺部位を消毒し、医師へ準備した薬剤を渡す。穿刺時には、患者へ声をかける。

❸ 抜針後、穿刺部をガーゼで圧迫し、止血を確認してから絆創膏を貼る。穿刺後の全身状態の確認を行う。30～40分程度の安静が必要。穿刺当日は、激しい運動は避ける。

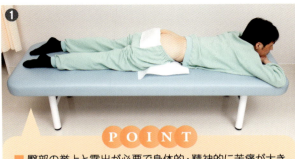

POINT
- 臀部の挙上と露出が必要で身体的・精神的に苦痛が大きいため、露出に対する配慮を十分に行う。
- 実施後は血圧変動が予測されるため、適宜バイタルサインの測定を行う。
- 安静解除後の痛みの程度や歩行状態について観察する。

CHAPTER 2

硬膜外ブロック(腰部の場合)

脊柱管内の硬膜外腔に局所麻酔薬やステロイドなどを注入して、脊椎神経の伝達を一時的に遮断したり、炎症を抑えて疼痛を緩和する。同時に腰部交感神経を遮断するため、腰仙部〜下肢の血行を増進し、症状の改善を図る。
穿刺部位により、頚部・腰部・仙骨部の硬膜外ブロックに分類され、使用する薬液の濃度や注入量によりブロックの効果や範囲が変わる。
下肢の手術時や術後の疼痛管理の目的でチューブを留置し、持続的に注入することがある。

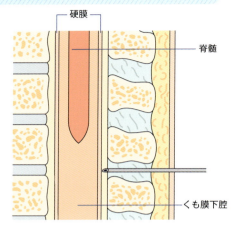

適応：腰椎椎間板ヘルニア、腰部脊柱管狭窄症、がん性疼痛など

必要物品：①硬膜外ブロック針 ②注射針18G・21G・23G ③10ml・5mlシリンジ ④医師の指示した薬剤 ⑤処置用シーツ ⑥消毒液 ⑦綿球 ⑧攝子 ⑨滅菌手袋 ⑩滅菌ガーゼ ⑪絆創膏

実施の手順

❶ 穿刺体位の確保、固定を行う。
患側を下にした側臥位をとる。
腰椎の棘間を広くし、穿刺しやすくするため、エビのように背中を丸める。
背面はベッドに対し、垂直になるように注意する。
介助者は患者の腹部側から、肩と臀部を抱えるように体位を保持する。

❷ シーツや寝衣が汚染しないよう、処置用シーツを敷いてから穿刺部位を消毒し、医師へ準備した薬剤を渡す。穿刺時は、患者へ声をかける。

❸ 穿刺中は、患者が身体を動かさないように声をかけながら、固定する。

❹ 抜針後、穿刺部をガーゼで圧迫し、止血を確認してから絆創膏を貼る。穿刺後の全身状態の確認を行う。30〜40分程度の安静が必要。穿刺当日は激しい運動は避ける。

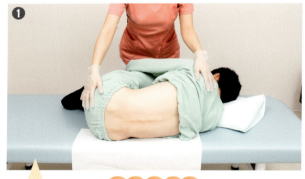

POINT

- 痛みが強い時などは、何かあれば身体を動かさずに言葉で表すように伝える。
- 患者に見えない部分での操作のため、動作前に声かけをして不安軽減に努める。
- 薬液注入後のバイタルサインの変動の有無に注意する。
- 安静解除後の痛みの程度や、歩行状態について観察する。
- 意識レベルの低下や血圧低下がみられる場合は、局所麻酔薬が誤って動脈内やクモ膜下腔に注入されたことも考えられる。いつでも急変時に対応できるよう、救急カートや蘇生器具を用意しておき、急変時は医師と連携して酸素投与、昇圧剤の使用、血管ライン確保、気管内挿管の用意、AEDの用意を行い、対応する必要がある。

保存療法期のケア

神経根ブロック

椎間板ヘルニアや脊柱管狭窄症など、変性疾患による神経根の障害に対して行われる。診断の確定のために行われると同時に、疼痛緩和も図る。また、造影により罹患枝の判断材料を得ることができる。

適応：神経根痛（椎間板ヘルニア、脊柱管狭窄症、すべり症、圧迫骨折、変形などによる）

必要物品：①神経根ブロック針（一般的には22Gか23Gで長さ80〜120mmのもの）②注射針18G・21G・23G ③2.5ml・5ml・10mlシリンジ ④医師の指示した薬剤 ⑤処置用シーツ ⑥滅菌覆布 ⑦滅菌ガーゼ ⑧消毒薬 ⑨攝子 ⑩綿球 ⑪滅菌手袋 ⑫滅菌ガーゼ ⑬絆創膏

実施の手順

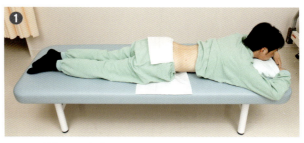

❶ レントゲン室（透視室）にストレッチャーまたはベッドで移動する。X線透過台の上で、穿刺体位の確保、固定を行う。
患側手前の腹臥位で、身体の下に枕を入れる。
医師と介助者はX線を防護するプロテクターを装着する。

❷ シーツや寝衣が汚染しないよう、処置用シーツを敷いてから穿刺部位を消毒する。消毒は2回行う。

❸ 医師が滅菌手袋を装着してから滅菌覆布を患者にかけ、穿刺部に局所麻酔を行う。

❹ 医師が透視用モニターを見ながら、ブロック針を神経根に穿刺する。穿刺前は患者に声をかける。

❺ 穿刺中は患者が身体を動かさないように声をかけながら、固定する。
神経根に針が触れると足まで通じる痛みが生じるため、症状を確認して局所麻酔薬を注入していく。

❻ 抜針後、穿刺部をガーゼで圧迫し、止血を確認してから絆創膏を貼る。穿刺後の全身状態の確認を行う。

❼ 足に力が入らないことがあるため、送迎時に使用したストレッチャーまたはベッドで病室に帰室する。30〜40分程度の安静が必要。穿刺当日は激しい運動は避ける。

STUDY　局所麻酔薬の副作用

1. 局所麻酔薬中毒

自覚症状（めまい、多弁、興奮、耳鳴り、口唇のしびれ）に次いで、痙攣や意識障害、昏睡、呼吸停止、循環虚脱となる。

中毒を予防するには、①局所麻酔薬を最小限にする、②注入を分割して行う、③各注入前に吸引確認を行い、血管内誤注入を避ける、といった対処が必要である。

局所麻酔薬中毒が疑われたら、まず気道確保を行い、抗痙攣薬の与薬、必要に応じて一時救命処置（Basic Life Support：BLS）および二次救命処置（Advanced Life Support：ALS）を行う。

2. アレルギー

まれにではあるが、即時型アレルギー反応を起こすことがある。即時型アレルギー反応を起こした場合は、全身状態の観察を行い、医師の指示で点滴を実施し、速やかにショック時の対応を行う。

POINT

- 神経根に針が触れると、放散痛（足まで通じる痛み）が生じることを伝えておく。
- 注入中は痛みの増強や重苦しさが生じ、患者の状態が変動しやすいため、注意して観察する。
- 安静解除後の痛みの程度や、歩行状態について観察する。
- 一時的な下肢の知覚鈍麻や筋力の低下を起こすため、座位・立位の保持はゆっくりと行い、初回歩行の際は付き添う。
- X線の被爆が伴うため、妊娠可能年齢の女性には妊娠の可能性の有無を確認する。

CHAPTER 3 周手術期のケア

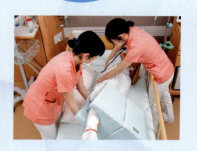

麻酔や手術技術の進歩により、高齢患者が受傷しても手術が適応となることが多くなっている。しかし、手術を前にして患者の緊張や不安は大きく、手術後の管理にも影響を及ぼすため、術前からの生活のアセスメントは重要である。
本章では、下肢の骨折を想定した臨床における術前・術後の看護ケアを解説する。

ケアのポイント
- 患者の既往歴・全身状態のリスクの評価
- 術前のオリエンテーション
- 術後の疼痛の緩和と不安の軽減
- 深部静脈血栓症の予防
- 術後の管理と合併症の予防

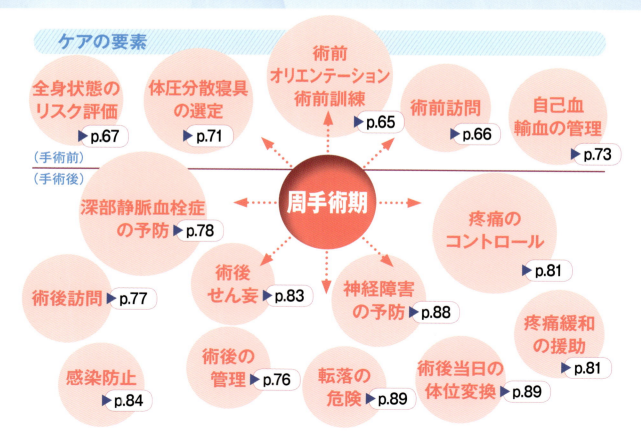

周手術期のケア

手術前のケア

手術前は、患者が手術を理解し、術後の自分をイメージできるよう
オリエンテーションや術前訓練を行う。
さらに、患者の既往歴を考慮し、全身状態のリスク評価を行い、
担当医・麻酔科医・手術室看護師に正確な情報を提供するなど、
病棟看護師には手術に向けてのコーディネーターとしての役割がある。

術前オリエンテーション・術前訓練

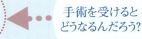

術前訓練 ←･･･ 手術を受けるとどうなるんだろう？ ･･･→ 術前オリエンテーション

術前訓練を行うことにより、患者は術後の状態を理解し、リハビリテーションを円滑に進めることができる。
術後を想定した動作訓練を通じて、心構えと予備知識を持ってもらい、不安を軽減する。

患者の手術に対する理解度を確認し、安定した心理状態で手術を受けることができるよう援助を行う。
手術後に予想される経過や疼痛管理、禁忌肢位について説明し、患者の不安を軽減するとともに、術後の自分をイメージできるよう働きかける。

POINT
術後を想定した次のような動作訓練を行い、患者に術後の状態をイメージしてもらう。
- 術後の肢位・体位変換の練習
- 床上排泄の練習
- 車椅子の操作・移乗の練習

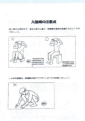
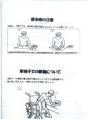

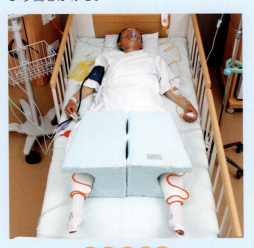

POINT
- 術後の状態に対する心の準備ができていないと、「こんなはずではなかった！」と手術後の自分を受容できない場合がある。
- 運動器（骨・関節・筋肉・神経など）は、日常生活活動や自立に直結し、精神面を左右するため、身体・心の支援が必要である。

CHAPTER 3

術前訪問

手術前日に手術室看護師が患者のもとに赴き、患者との会話を通して、全身状態や精神状態の観察を行う。

患者の心身の状態が整うことで手術が円滑に行われ、事前に手術を担当する看護師と顔を合わせることで患者は安心感を得られる。また、患者だけでなく、術前に患者情報を得ることで合併症の予測が立つなど、手術室看護師にもメリットがある。

目的
- 患者と面識を持ち、誤認を予防
- 手術に対する不安の軽減、恐怖心の緩和
- 患者の決定を支持・支援
- 患者の意思を確認し、手術への協力を得る
- 看護問題を抽出し、個別性のある看護計画を立案
- 適切な看護用具選択と情報収集
- 継続看護

確認すべき患者情報
- 氏名、年齢、性別、手術部位、既往歴、現病歴、身長、体重、喫煙・飲酒の有無
- 普段飲んでいる薬の種類・量、抗凝固剤の内服の有無
- 体内の人工物の有無（シャント、ペースメーカー、ボルトなど）
- 歯の状態（義歯やインプラントの有無、齲歯やぐらつく歯は無いか）
- 関節可動域（麻酔導入の際の体位がとれるかどうか）
- 視力、聴力、知覚の障害の有無
- アレルギーの有無　・手術に対する理解度
- 術前検査の結果

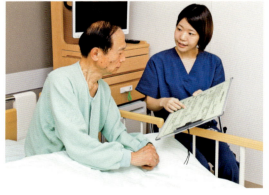

リーフレットなどを用いて説明すると理解しやすい。

POINT　手術室看護師からの観察ポイント

① 骨折の場合、受傷時に転倒した事例が多いため、手術部位以外にも受傷しているケースが多い。術前訪問や手術室への入室時は、打撲や擦過傷等の有無にも注意して観察していく。

② 整復のため、受傷後すぐにギプス等の装具や包帯によって固定され、手術時に固定が外されるなど、長期間の固定を有するケースが多い。整復部位の皮膚トラブル（発赤・水疱・褥瘡）の有無を観察し、発見した場合は術後の装具固定時に同じ部位を圧迫せず経過観察できるよう、医師・病棟看護師と情報共有し、継続的に皮膚トラブルの予防に努めていく。

③ 術中は側臥位や腹臥位など特殊な体位を保持したり、止血帯（ターニケット）など特殊な器具を使用するケースも多い。局所的に圧迫される部位は除圧し、神経障害や褥瘡の発生を予防していく必要がある。そのため、術前から疼痛やしびれの有無を観察し、麻酔覚醒時にも同様に疼痛・しびれを観察し、評価を行っていく。

POINT　術前の確認事項

手術前に、以下の事項を必ず確認する。

- 感染症・アレルギーの有無（ラテックス、ヨード・アルコールアレルギー必須）
- 意識レベル　　爪や口腔内の清潔
- 齲歯の有無
- 装飾品（メガネ・コンタクト・補聴器・義歯・ネックレス・指輪等）の有無

周手術期のケア

全身状態のリスク評価

目的
- 緊急手術の場合、手術準備のためのゆとりがないことがある。
- 看護師は麻酔・手術に伴う患者の危険因子を認識し、医師をはじめとするスタッフに必要な情報を提供する。

1 呼吸機能

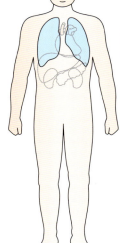

- 胸部レントゲンで肺炎所見の有無を確認、呼吸機能検査、血液ガスなどの検査結果を確認する。
- 呼吸器疾患（気管支喘息・肺気腫など）や喫煙歴がある場合は、術後に呼吸器合併症（肺炎・無気肺など）を併発する危険性が高い。

気管支喘息は、なぜリスクなのか

喘息の既往を持っている患者は、寛解期であっても気管内挿管による直接的気管刺激、あるいは炎症誘発作用によって気管支痙攣（喘息発作）を誘発する危険性がある。

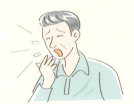

慢性の呼吸器疾患は、なぜリスクなのか

慢性の呼吸器疾患があると気道分泌物や喀痰が多いため、気管支が閉塞する危険性がある。
また、術後の疼痛により反射的に咳嗽が抑制され、気管支閉塞による無気肺が発生しやすくなる。

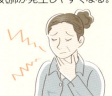

喫煙歴は、なぜリスクなのか

喫煙者は非喫煙者に比べ、慢性気管支炎や閉塞性呼吸機能障害などが多くみられる。呼吸器疾患や喫煙による刺激で喀痰が増える一方、術後の疼痛や脱水などで喀出が妨げられ、気管支閉塞の危険性が高くなる。入院後は、禁煙を指導する。

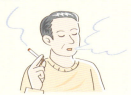

2 循環機能

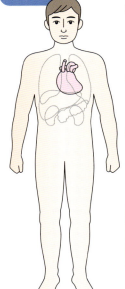

- 術前に心電図、血圧の確認を行う。
- 全身麻酔薬は循環抑制作用（血管拡張や心筋収縮力抑制）をもたらし、全身麻酔中は心拍出量や血圧が20〜25％減少する。
- 心機能の低下している患者は、麻酔薬の使用により原疾患が増悪することがある。
- また、麻酔により、手術による疼痛刺激が十分に抑制できない場合、狭心症患者では頻脈・高血圧から心筋虚血を生じることもある。

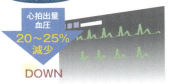

全身麻酔
心拍出量 血圧
20〜25％減少
DOWN

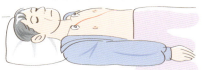

POINT
注意が必要な既往疾患とは？

- 心筋梗塞・狭心症
- 心臓の弁疾患
- 拡張型心筋症
- 肥大型心筋症
- 不整脈
- 心不全
- 高血圧　など

CHAPTER 3

3 腎機能

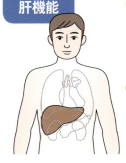

- バイタルサインや水分出納（in-out）、特に尿量に注意する。また血中尿素窒素（BUN）・クレアチニン（Cr）・ナトリウム（Na）・カリウム（K）などの検査結果を把握する。
- 高齢者や腎機能低下のある患者は、手術後に急性腎不全を発症することがある。
- 術後の疼痛や不安、鎮痛薬の副交感神経への作用による影響から、尿閉が起きやすくなる。

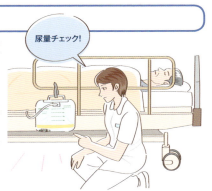

4 肝機能

- 術前に肝機能：アスパラギン酸アミノトランスフェラーゼ（AST）・アラニンアミノトランスフェラーゼ（ALT）、血清総蛋白（TP）、血清アルブミン（ALB）、血清ビリルビン（T-Bil）、アルカリフォスファターゼ（ALP）、出血傾向（プロトロンビン時間（PT）・出血時間）の検査結果を把握する。
- 肝臓は、麻酔薬を含むほとんどすべての薬物の代謝において、重要な役割を果たしている。さらに、造血や血液凝固などにも関連しているので注意する。

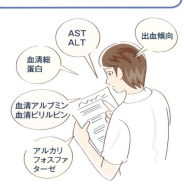

5 糖尿病患者

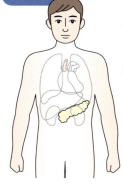

- 術前の禁食に伴い、血糖値が不安定になりやすいので注意する。
- 手術刺激や術後の疼痛によるストレス反応により、カテコラミンやステロイドが放出され、術中術後は高血糖が生じやすい（外科的糖尿病）。
- 糖尿病患者は、細菌に対する防御反応が低下しているため、創部が感染しやすく、組織修復過程が遅延する恐れがある。
- 糖尿病は無症候性の狭心症、心筋症、腎症、神経症、網膜症、動脈硬化症など、全身的合併症を有していることが多い。術前に血糖値、ヘモグロビンA1c（HbA1c）により糖尿病の重症度を把握し、全身状態を評価することが重要である。

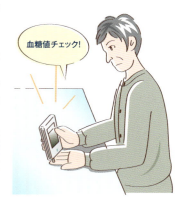

6 栄養状態

- 血液検査で総蛋白、アルブミンの値を把握し、全身状態を評価する。
- 低栄養状態の場合は、手術後の回復が遅れたり、合併症や感染症のリスクが高まる。

― 周手術期のケア

7 皮膚状態

- 乾燥や褥瘡の有無など、全身の皮膚状態を評価する。
- 装具や包帯、コルセットによる皮膚トラブルの有無や、牽引している部位に発赤・水疱がないか確認する。
- 受傷時の転倒事例が多いため、打撲や擦過傷などの有無も確認する。

8 骨折状態

- 患側のX線写真より、受傷部位を確認する。
- しびれ・疼痛・腫脹・変形の有無を評価する。
- 受傷前・後の患者のADL、移送方法、医師のインフォームドコンセントの内容についても確認する。

9 精神状態

- 医師からの説明に対する患者の反応、表情、認知機能をアセスメントする。
- 手術を前にした患者は、漠然とした特定できない脅威に反応し、不安と緊張の高まり、戸惑いの状態にある。

患者が持ちやすい恐怖・不安

- 術中・術後の疼痛や不快感
- 手術の失敗
- 麻酔・苦痛などによる自制心の喪失
- 手術が未知のものであること
- 自立性の喪失
- 社会生活の中断（職場・家庭からの分離）
- ボディイメージが変化すること
- 経済的問題
- 人生設計の挫折

10 深部静脈血栓症予防

- 下肢の腫脹・疼痛・片側の浮腫、足背動脈の触知の有無・左右差の有無、表在静脈の怒張、皮膚や爪のチアノーゼ、下肢の神経徴候（ホーマンズ徴候）、また、抗血栓薬内服の有無、深部静脈血栓症の既往も必ず確認する。
- 不安定な血栓がある場合や、深部静脈血栓症リスク評価で高リスク以上の場合は、下肢超音波を実施し、血流を確認する。

11 薬剤

術前に中止、または調節すべき薬剤

- 抗血栓作用のある薬剤は血液を固まりにくくする作用があるため、服用を継続したまま手術を行うと、術中の出血が止まりにくくなることがある。
- 冠動脈疾患などで、アスピリンなどを内服している患者は、その薬剤を中止することにより病変が進行する場合がある。
  薬剤中止の可否は、専門医の判断が必要である。

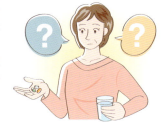

CHAPTER 3

■抗血栓作用を持つ主な薬剤と休薬期間の目安

一般名	商品名	術前休薬期間
ベラプロストナトリウム	ドルナー、プロサイリン	1～3日
リマプロスト アルファデクス	オパルモン・リマルモン	1日
サルポグレラート塩酸塩	アンプラーグ	1～2日
ジピリダモール	ペルサンチン	1～2日
シロスタゾール	プレタール	3～4日
ワルファリンカリウム	ワーファリン	5日
アスピリン	バイアスピリン・バファリン	14日
イコサペント酸エチル	エパデール	7～10日
チクロピジン塩酸塩	パナルジン	10～14日
硫酸クロピドグレル	プラビックス	14日以上
ダビガトランエテキシラートメタンスルホン酸塩	プラザキサ	2日以上
アピキサバン	エリキュース	2日以上
エドキサバントシル酸塩水和物	リクシアナ	1日以上
リバーロキサバン	イグザレルト	1日以上
プラスグレル塩酸塩	エフィエント	14日以上

春日部市立医療センター薬剤部

■抗血栓薬が入っている配合剤

※以下の配合剤には抗血栓薬が入っているものもあるため、注意する。なお、休薬期間は個々の薬剤に準じる。

一般名	商品名
クロピドグレル硫酸塩／アスピリン	コンプラビン
アスピリン／ランソプラゾール	タケルダ
イコサペント酸エチル／ドコサヘキサエン酸	ロトリガ

■投与量を調節する薬剤の具体例

薬効	一般名	商品名	
ステロイド	プレドニゾロン デキサメタゾン ベタメタゾン	プレドニン デカドロン リンデロン	● 長期の大量ステロイド服用により副腎皮質機能が低下した患者では、手術侵襲に反応してステロイドが分泌されない結果、低血糖・発熱・頻脈・ショックなどのステロイド枯渇症状の発生が危惧される。 ● 術前の1日量の2～3倍量のステロイドを術当日から術後2日まで静注する（ステロイドカバー）。
降圧薬　Ca拮抗薬 　　　　β遮断薬	アムロジピンベシル酸塩 ニフェジピン ビソプロロールフマル酸塩 カルベジロール	アムロジン、ノルバスク アダラート メインテート アーチスト	● 突然の中止は、術中の異常高血圧や心筋梗塞の誘因となるため、基本的には当日まで内服を続ける。 ● 術中の徐脈や低血圧の発生には注意が必要。
抗精神病薬　フェノチアジン系 　　　　　ブチロフェノン系 　　　　　三環系抗うつ薬	クロルプロマジン塩酸塩 ハロペリドール アミトリプチン塩酸塩	コントミン、ウインタミン セレネース トリプタノール	● 突然の中止は、術中の不整脈や低血圧、悪性症候群の誘因となるため、基本的に当日まで内服し、術後もなるべく早期に再開する。 ● うつ病に用いられるモノアミン酸化酵素阻害薬は、2週間の休薬が必要である。
その他　テオフィリン製剤 　　　　ジギタリス製剤	テオフィリン ジゴキシン	テオドール ジゴシン	● 術中に常用使用を知らずに投与すると、過量による不整脈が発生する。他剤との混合禁忌が多いため、注意が必要。 ● 周手術期の低カリウム血症、過換気、腎機能低下などにより、ジギタリス中毒が発生しやすくなる。

春日部市立医療センター薬剤部

体圧分散寝具の選定（褥瘡予防）

褥瘡とは、「身体に加わった外力は骨と皮膚表層の軟部組織の血流を低下、あるいは停止させる。この状況が一定時間持続されると組織は不可逆的な阻血状態に陥り褥瘡となる」と定義されている。褥瘡を予防するためには、入院時・術前に患者に適した体圧分散寝具を選定しておくことが、非常に重要である。

褥瘡の原因

整形外科の患者は、疼痛や安静指示による活動量の低下や体動困難、牽引に伴う安静指示により同一部位への圧迫やずれによる褥瘡発生や手術時の特殊体位によって褥瘡が発生することがある。また、ギプス、装具による医療関連機器圧迫創傷（MDRPU）が発生することがある。

■褥瘡発生の概念図

個体要因
- 病的骨突出
- 関節拘縮
- 栄養状態、浮腫
- 多汗、尿・便失禁
- 基本的日常生活自立度

（共通）
- 外力
- 湿潤
- 栄養
- 自立

環境・ケア要因
- 体位変換
- 体圧分散寝具
- 頭側挙上、下肢挙上
- 座位保持
- スキンケア
- 栄養補給
- リハビリテーション
- 介護力

↑急性期　↑手術期　↑終末期　↑特殊疾患等（小児を含む）　↑脊損　←車椅子

POINT　褥瘡予防のための観察ポイント
- 褥瘡好発部位の皮膚の状態
- 適切なポジショニングであるか
- 体位変換の回数や内容
- 検査データ（TP：血清総蛋白、ALB：血清アルブミンなど）
- 適切なマットレス・ポジショニングクッションを使用しているか

日本褥瘡学会学術教育委員会：褥瘡発生要因の抽出とその評価．日本褥瘡学会誌　2003：5（1-2）：P.139より一部改変

体圧寝具の種類

体圧分散寝具とは、体と接触するマットレスとの接触面積を拡大することによって局所に加わる圧を低減・除圧するために使用する。

■体圧分散マットレスの種類と特徴

分類	長所	短所
エア	・マット内圧調整により個々に応じた体圧調整ができる ・セル構造が多層のマットレスは低圧保持できる（現在二層と三層がある）	・自力体位変換時に必要な支持力、安定感が得にくい ・鋭利なものでパンクしやすい ・圧切替型の場合、不快感を与える場合がある
ウォーター	・水の量により、個々に応じた体圧調整ができる ・頭側挙上時のずれ力が少ない	・患者の体温保持のために、水温管理が必要である ・水の浮遊感のため、不快感を与える場合がある
ウレタンフォーム	・低反発のものほど圧分散効果がある ・反発力の異なるウレタンフォームを組み合わせることで圧分散と自力体位変換に必要な支持力、安定感を得ることができる ・動力を要しない	・個々に応じた体圧調整はできない ・低反発ウレタンフォーム上に体が沈みこみすぎ、自力体位変換に支障をきたす場合がある。とくに、可動性が低下している対象者には注意が必要である ・水に弱い ・年月が経つとへたりが起こり、圧分散力が低下する
ゲルまたはゴム	・動力を要しない ・表面を拭くことができ、清潔保持ができる	・十分な体圧分散効果を得るには厚みが必要であるため重量が増す ・マットレス表面温度が低いため、患者の体熱を奪う
ハイブリッド	・2種類以上の素材の長所を組み合わせることができる ・エアとウレタンフォームの組み合わせがある	

日本褥瘡学会編集：在宅褥瘡予防・治療ガイドブック第3版．照林社：P.57, 2015を改変

CHAPTER 3

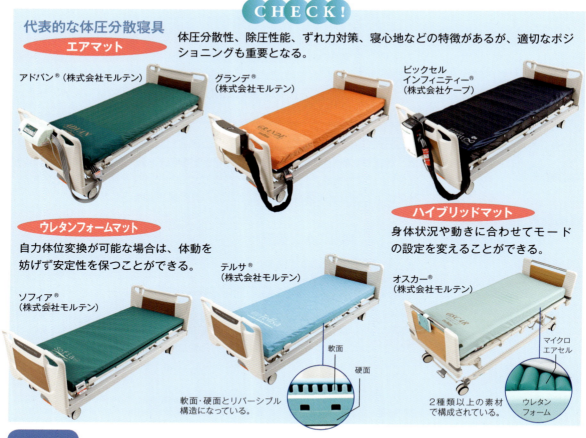

CHECK!
体圧分散性、除圧性能、ずれ力対策、寝心地などの特徴があるが、適切なポジショニングも重要となる。

代表的な体圧分散寝具

エアマット
- アドバン®（株式会社モルテン）
- グランデ®（株式会社モルテン）
- ビックセル インフィニティー®（株式会社ケープ）

ウレタンフォームマット
自力体位変換が可能な場合は、体動を妨げず安定性を保つことができる。
- ソフィア®（株式会社モルテン）
- テルサ®（株式会社モルテン）：軟面・硬面とリバーシブル構造になっている。

ハイブリッドマット
身体状況や動きに合わせてモードの設定を変えることができる。
- オスカー®（株式会社モルテン）：2種類以上の素材で構成されている。（マイクロエアセル／ウレタンフォーム）

分散マットレスの選択方法

■体圧分散マットレスの選択方法

体圧分散寝具の種類は、素材によって分けることができる。自力体位変換が可能な場合は、ウレタンフォームやゲルまたはゴムを選択する。
自力体位変換が不可能な場合や骨突出が強い場合は、エアマットレスまたはハイブリッドマットレスを選択する。

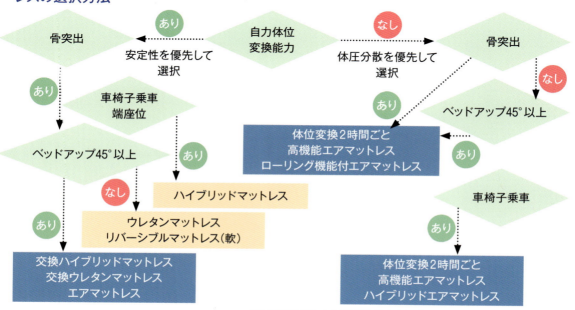

日本褥瘡学会編集：在宅褥瘡予防・治療ガイドブック第3版．照林社：P.58, 2015を改変

自己血輸血の管理

整形外科領域では、人工股（膝）関節全置換術のような手術で多くの出血が予測される場合には、自己血輸血が行われる。

■日本自己血輸血学会 貯血式自己血輸血実施方針(2014)

VVR：血管迷走神経反射
NYHA：ニューヨーク・ハート・アソシエーション

―予定手術を行う成人を対象とした原則―

施設	●学会認定・自己血輸血責任医師及び学会認定・自己血輸血看護師が共同で、貯血式自己血輸血を管理し、その適正化を図ることが必要である。
適応	●輸血を必要とする予定手術とする。
禁忌	●菌血症の恐れのある細菌感染症患者、不安定狭心症患者、中等度以上の大動脈弁狭窄症(AS)患者、NYHA Ⅳ度の患者からは採血しない。
ウイルス感染者への対応	●原則として制限はないが、施設内の輸血療法委員会あるいは倫理委員会の判断に従う。
年齢制限	●制限はない。高齢者は合併症に、また若年者は血管迷走神経反射(VVR)に注意する。
Hb値	●11.0 g/dL 以上を原則とする。
血圧・体温	●収縮期圧180 mmHg 以上、拡張期圧100mmHg以上の高血圧あるいは収縮期圧80mmHg以下の低血圧の場合は慎重に採血する。 ●有熱者（平熱時より1℃以上高熱あるいは37.2℃以上）は採血を行わない（採血の可否の決定にはCRP値と白血球数も参考とする）。
目標貯血量	●最大血液準備量(MSBOS)あるいは外科手術血液準備式(SBOE)に従う。
1回採血量	●上限は400mL とする。 ●体重50kg 以下の患者は、400mL×患者体重/50kg を参考とする。
採血間隔	●採血間隔は原則として1週間以上とする。 ●手術予定日の3日以内の採血は行わない。
鉄剤投与	●初回採血の1週間前から毎日、経口鉄剤100～200 mg を投与する。 ●経口鉄剤で不足する場合あるいは経口摂取できない場合は静脈内投与する。静脈内投与する場合には注入速度に注意する。
採血者	●医師（歯科医師）あるいは医師の監督のもとで看護師が行う。 ●看護師が行う場合には前もって監督医師に連絡する。また、学会認定・自己血輸血看護師などの自己血採血の要点を理解した数人の看護師が行うことが望ましい。
皮膚消毒手順	1)採血者は穿刺前に手洗いする。 2)70%イソプロパノールまたは消毒用エタノールを使用し十分にふき取り操作を行う。 3)消毒は原則として10% ポビドンヨードを使用する（ヨード過敏症は0.5%グルコン酸クロルヘキシジンアルコールを使用する）。 4)消毒後はポビドンヨードでは2分以上、ポビドンヨード・アルコールでは30秒以上待った後、穿刺部位が乾燥したのを確認後に穿刺する。
採血場所	●清潔で静かな環境で行う。採血専用の場所で採血することが望ましい。
採血バッグ	●回路の閉鎖性を保つため、原則として、プラスチック留置針あるいは翼状針による採血は避け、緊急時に対応できる側管(2way)のついた金属針の採血バッグを使用する。 ●術後の静脈血栓・塞栓症(VTE)の発生およびバッグ内凝集塊産生を抑制する観点から、保存前白血球除用血液バッグの使用が望ましい。
採血手技	●皮膚消毒後は穿刺部位に触れない。必要時には滅菌手袋を使用する。 ●皮膚病変部への穿刺や同一バッグでの再穿刺はしない。
採血中の注意	●採血中は血液バッグ内の抗凝固剤と血液を常に混和する。 ●採血中はVVRの発生に絶えず注意する。
VVR予防	●若年者、低体重者、初回採血者はVVRに対し十分注意する。
VVRへの対応	●VVR出現時は即座に採血を中止し、頭部を下げ下肢を挙上する。必要があれば補液を行う。
採血後の処置	●チューブをシール（バッテリー式ハンドシーラー使用が望ましい）後に採血バッグを切離し、採血相当量の輸液を採血バッグの側管から行い、その後抜針する。 ●抜針後 5-10分間（ワルファリン服用患者は20-30分間）圧迫止血する。 ●ペースメーカー装着患者は抜針後、患者から十分離れてシールする。
採血バッグの保管	●専用自己血ラベルに患者氏名、生年月日、ID番号などを記入した後、採血バッグに貼布する。 ●採血バッグは輸血部門の自己血専用保冷庫で患者ごとに保管する。 ●自己血の保管・出庫には検査技師が介助することが望ましい。
自己血の出庫と返血	●自己血の出庫前に自己血の血液型の確認や患者血液と交差適合試験を行う。 ●返血時には患者氏名、生年月日、ID番号などを複数の医療従事者が確認する。 ●自己血の返血は貯血開始前のHb値を目安に返血する。返血リスクがベネフィットを超える場合には返血しない。
同種血への転用	●転用できない。
採血日のドナー患者への注意	●採血前の食事は省かないで必ず摂取する。また、常用薬を服用する。 ●外来患者として自己血採血を行う場合には、付き添いとともに来院することが望ましい。 ●採血後には水分を十分に摂る。激しい運動や労働および飲酒は避ける。また、原則として採血後の車の運転や採血後2時間以内の入浴は避ける。 ●自己血採血後の最初の排尿は座位で行う。 ●帰宅途中または帰宅後に嘔気、立ちくらみなどの遅発性VVR様症状が約10%に発生するので患者にもその可能性を説明する。

日本自己血輸血学会ホームページより

1)高橋孝喜：自己血輸血ガイドライン改訂案について. 自己血輸血14：1-19, 2001.
2)CDC: Guidelines for the Prevention of Intravascular Catheter-Related Infections. MMWR, August 9, 2002 / 51 (RR10)；1-26 (血管内留置カテーテルに関連する感染予防のCDCガイドライン).
3)脇本信博：貯血式自己血輸血ガイドライン作成に向けての検討課題―わが国と欧米のガイドラインの比較検討から―. 自己血輸血18：114-132, 2005.
4)脇本 信博, 面川 進：日本自己血輸血学会・貯血式自己血輸血実施基準(2007)作成に当って. 自己血輸血19：207-216, 2006.
5)佐川 公矯, 面川進, 古川良尚：自己血輸血の指針 改訂版(案). 自己血輸血20：10-34, 2007.

CHAPTER 3

STUDY　手術器械の流れ

整形外科看護においては、手術器械が手配される流れを押さえておくことも重要である。以下に、手術器械のセット組みから回収、滅菌・洗浄までの流れを、中央材料室スタッフと看護師のかかわりを交えて紹介する。

中央材料室　　　　　　　　　　　　　**看護師**

❶中央材料室にて器械カウント表を作成
　・中央材料室スタッフ2名で
　　カウント表をダブルチェック
　・器械カウント表は滅菌コンテナへ

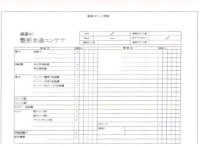

器械カウント表には、器械名、定数、カウント者を記載。

滅菌コンテナのメリット

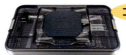
コンテナ外観

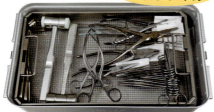
コンテナ中身

■ラップ材での包装の潜在的ミス（破損・包装不足）を軽減でき、高い滅菌再現性が保たれる。
■すぐ使用できるようにセッティングし滅菌することで、器械展開の時間が短縮できる。
■繰り返し使用できるため経済的である。

❷セット組み時の器械カウント表を参照し、器械出し看護師と、外回り看護師でダブルチェック。

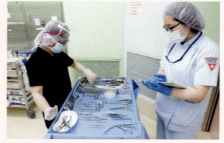

❸各手術室より中央材料室へ手術が終了したことを連絡。

❹中央材料室スタッフと器械出し看護師にて器械定数をダブルチェック
　・術中に追加した器械などはアリバイカードを保管し、器械カウント表に追記
　・器械の異常があれば中央材料室スタッフに伝達

❺各器械台を覆い洗浄室へ移動。
　器械カウント表の保管（1週間）

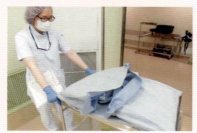

（セット組み／展開／手術終了／滅菌・洗浄）

周手術期のケア

手術中の様子

術中は、主に以下に紹介する機械を用いる。

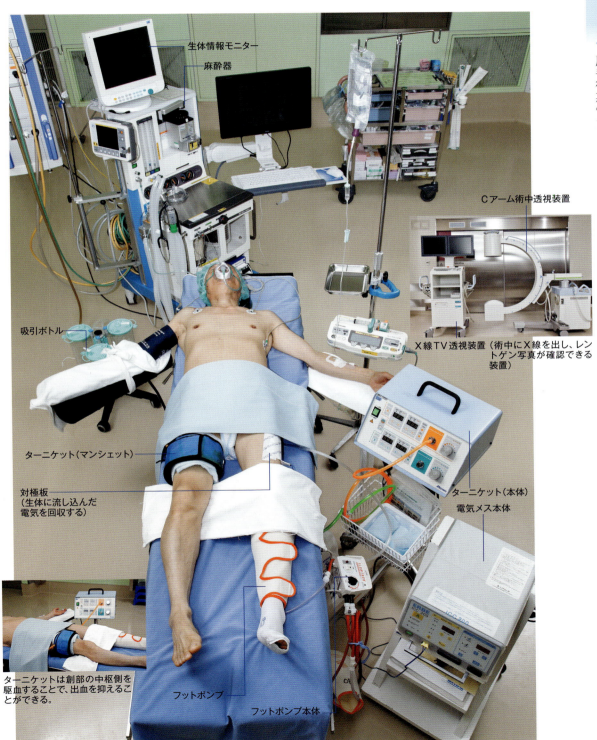

CHAPTER 3

手術後のケア

手術後の患者は、呼吸、循環、代謝が変化しやすい状態にある。全身状態の観察、呼吸、循環、代謝管理を注意深く行うとともに、創部管理、ドレーン管理、疼痛緩和、せん妄予防、神経障害や深部静脈血栓の予防、転倒転落予防などに留意してケアを行うことが重要である。

術後の管理

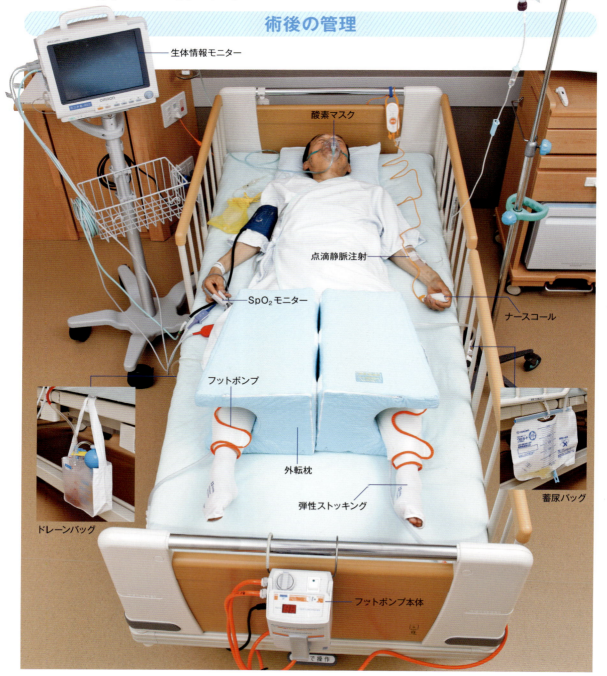

周手術期のケア

術後、帰室した患者にはドレーン、生体情報モニター、SpO_2（経皮的動脈血酸素飽和度）モニター、点滴静脈注射、酸素マスク、膀胱留置カテーテルなどが装着されている。
これらの全身管理とともに、患部のアイシングによる疼痛緩和、フットポンプ装着による深部静脈血栓予防、創部管理、外転枕などにより良肢位を保持し神経障害を予防するなどのケアが必要になる。

術後訪問

術後訪問は、手術室看護師が、手術中に行った看護の評価を行うために必要である。
患者は、手術室では鎮静により意識がないことが多く、援助による反応を確認できないことが多々ある。
手術室看護師は、専門的な視点で患者の擁護者・代弁者となるべく援助を行い、術後訪問で患者の反応を実際に感じることで、自身の看護を振り返り、質の高い看護へとつなげる必要がある。また、患者の手術体験をともに振り返り、ねぎらいの言葉をかけることも大切なかかわりである。
訪問のタイミングは、患者に負担にならない時期を選択し、時間帯にも気を遣う必要がある。術前・術中にかかわった看護師が訪問することで、患者もリラックスでき、回復に向かって前向きな気持ちへと促すことができる。

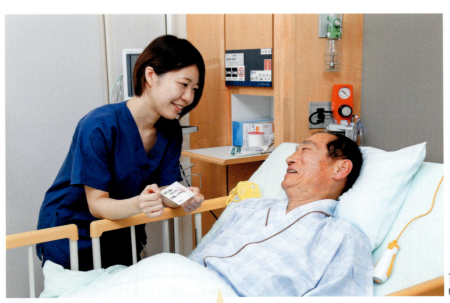

メッセージカードを作成し、手渡すことで、ねぎらいの気持ちを伝える。

POINT
術後訪問のポイント
- 患者の負担にならない時期・時間帯を選択する。
- 術前・術中にかかわった看護師が訪問する。
- 術後患者に対して、ねぎらいの気持ちを伝える。
- 術後の経過を確認する。

CHAPTER 3

深部静脈血栓症の予防

深部静脈血栓症とは

深部静脈血栓症とは、大腿静脈・膝窩静脈など体の深部にある静脈に血栓ができる。この血栓が血流に乗って肺へ流れ、肺動脈に詰まると肺血栓塞栓症を発症する。

肺血栓塞栓症は死に至る危険性の高い、重篤な合併症である。術中・術後は血流停滞、静脈内皮障害、血液凝固能の亢進が起きやすく、深部静脈血栓症が発症しやすいため、予防が重要である。

■深部静脈血栓症の誘因

1	血流停滞	下肢の静脈血は筋肉の伸び縮みによる「筋ポンプ」、呼吸による「呼吸ポンプ」、足底への体重負荷による「フットポンプ」によって心臓に戻る。術中・術後は全身麻酔、長期臥床、下肢固定などによりポンプ作用が働きにくく、血流が停滞しやすい。
2	静脈内皮障害	手術操作により血管壁が傷ついたり、炎症によるサイトカイン産生により静脈内皮障害が発生すると、凝固系が活性化される。
3	血液凝固能の亢進	手術、外傷、熱傷、悪性疾患、心筋梗塞などは、血液凝固能を亢進させる。

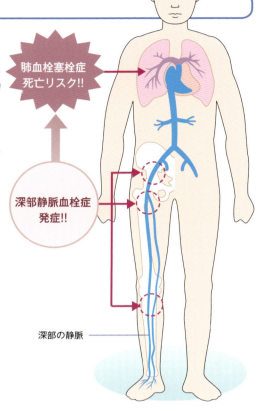

肺血栓塞栓症死亡リスク!!

深部静脈血栓症発症!!

深部の静脈

予防法

肺血栓塞栓症/深部静脈血栓症（静脈血栓塞栓症）予防ガイドラインにより、リスクレベルに応じて弾性ストッキング、間欠的空気圧迫法、抗凝固療法（低用量未分画ヘパリンなど）が推奨されている。

■整形外科手術における静脈血栓塞栓症の予防法

リスクレベル	整形外科手術	推奨予防法
低リスク	上肢の手術	早期離床および積極的な運動
中リスク	脊椎手術 骨盤・下肢手術（股関節全置換術、膝関節全置換術、股関節骨折手術を除く）	弾性ストッキングあるいは間欠的空気圧迫法
高リスク	股関節全置換術/膝関節全置換術 股関節骨折手術	間欠的空気圧迫法あるいは低用量未分画ヘパリン
最高リスク	「高」リスクの手術を受ける患者に、静脈血栓塞栓症の既往、血栓性素因が存在する場合	（低用量未分画ヘパリンと間欠的空気圧迫法の併用）あるいは（低用量未分画ヘパリンと弾性ストッキングの併用）

（低用量未分画ヘパリンと間欠的空気圧迫法の併用）や（低用量未分画ヘパリンと弾性ストッキングの併用）の代わりに、用量調節未分画ヘパリンや用量調節ワルファリンを選択してもよい。

肺血栓塞栓症/深部静脈血栓症（静脈血栓塞栓症）予防ガイドライン．Medical Front International Limited．2004．P19の表8．表9より著者作成

周手術期のケア

弾性ストッキング

術後、長時間の床上安静を強いられると、下肢の筋肉によるポンプ作用が働かず、下肢のうっ血が起こる可能性がある。血流の停滞は静脈血栓を引き起こし、血栓が血流に乗って移動し肺動脈に詰まると、肺塞栓症となり生命の危険に至る。

深部静脈血栓症を予防するには、術前より健肢に弾性ストッキングを正しく着用し、術後、自力で歩行できるまで着用を続ける。

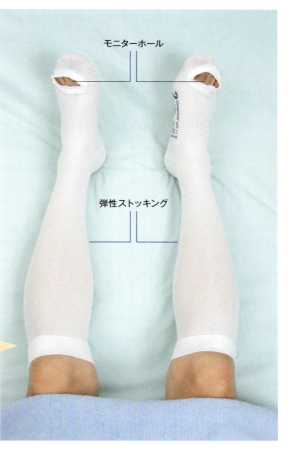

モニターホール
弾性ストッキング

POINT 観察ポイント
- 下肢・上肢に腫脹はないか？
- 下肢に疼痛・圧痛はないか？
- 下肢の色調に変化はないか？
- 下肢表在静脈に怒張はないか？

モニターホールから観察

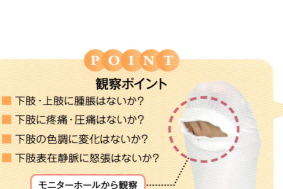

CHECK！
弾性ストッキングは正しく着用。しわ、丸まりは禁忌！

弾性ストッキングは足首・下腿・大腿近位部の圧比が約10：7：4になっているため、患者に合ったサイズのものを各部にフィットさせて着用する必要がある。しわや丸まりは禁忌！
踵部を合わせて十分に伸展させて着用し、つま先をかぶせる。

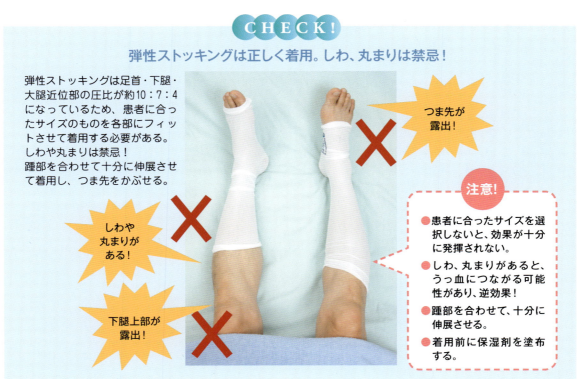

つま先が露出！
しわや丸まりがある！
下腿上部が露出！

注意！
- 患者に合ったサイズを選択しないと、効果が十分に発揮されない。
- しわ、丸まりがあると、うっ血につながる可能性があり、逆効果！
- 踵部を合わせて、十分に伸展させる。
- 着用前に保湿剤を塗布する。

CHAPTER 3

間欠的空気圧迫法

深部静脈血栓症を予防するため、手術当日は弾性ストッキングを正しく着用する。

同時にフットポンプを適正に使用し、間欠的空気圧迫法を行う。

その後は、下肢の自力運動を促進することで、血流の停滞を防ぐ。

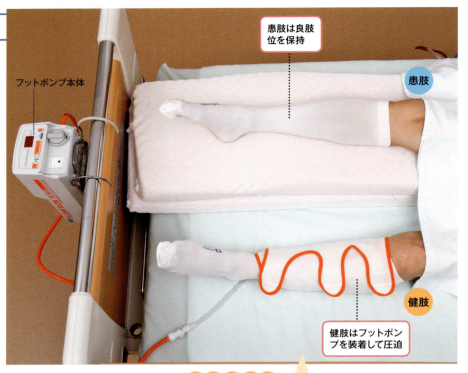

フットポンプ本体
患肢は良肢位を保持
患肢
健肢
健肢はフットポンプを装着して圧迫

POINT

フットポンプ装着時の確認ポイント

- 大腿・下腿・足底の正しい位置に装着されているか？
- 健側の各部位に、正しく加圧されているか？
- ホースの外れなどによる加圧不足はないか？
- アラームは設定されているか？

CHECK！ 肢位の乱れに注意！

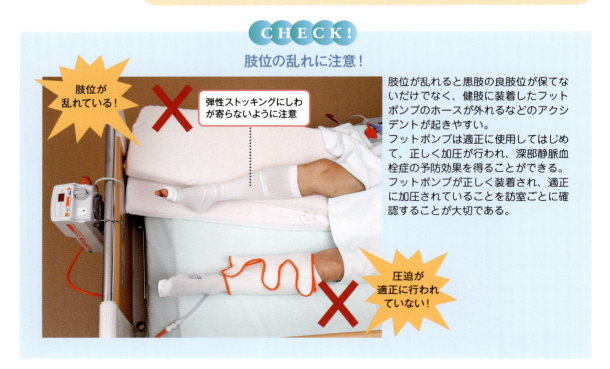

肢位が乱れている！
弾性ストッキングにしわが寄らないように注意
圧迫が適正に行われていない！

肢位が乱れると患肢の良肢位が保てないだけでなく、健肢に装着したフットポンプのホースが外れるなどのアクシデントが起きやすい。
フットポンプは適正に使用してはじめて、正しく加圧が行われ、深部静脈血栓症の予防効果を得ることができる。
フットポンプが正しく装着され、適正に加圧されていることを訪室ごとに確認することが大切である。

周手術期のケア

疼痛のコントロール

術後の患者は、炎症による誘発疼痛に痛覚過敏が加わることにより、疼痛が増強する。患者の疼痛の状態を把握し、適切な援助を行うため、アセスメントが必要である。

観察ポイント
- 疼痛の有無と程度
- バイタルサインの確認
- 創の状態を観察

注意ポイント
- 鎮痛薬で疼痛が緩和されているか？
- 疼痛レベルの判断は適切か？
- 疼痛レベルに合致しない鎮痛薬を投与していないか？

疼痛緩和の援助

術後の疼痛緩和には、非ステロイド系鎮痛薬（NSAIDs）、拮抗性鎮痛薬、局所麻酔薬などが用いられる。

鎮痛薬

一般名	商品名	効能	用量	効果発現時間	注意点
非ステロイド系鎮痛薬（NSAIDs）					
フルルビプロフェン アキセチル注射液	ロピオン	術後 各種癌	通常、成人1回50mgをゆっくり静脈注射	6〜7分	次の患者への投与は禁忌 ・肝機能障害 ・血小板機能低下 ・血小板減少症
ジクロフェナクナトリウム	ボルタレンサポ など	術後 歯科領域 関節リウマチ 腰痛症 など	通常、成人1回25〜50mgとし1日2回まで、1日100mgを限度とする	40〜50分	次の患者への投与は禁忌 ・重篤な肝機能障害 ・重篤な腎機能障害 ・高血圧 ・心不全
拮抗性鎮痛薬					
ペンタゾシン	ソセゴン など	術後 各種癌 胃・十二指腸潰瘍 など	通常、成人1回15mgを筋肉注射または皮下注射 その後、必要に応じて3〜4時間ごとに反復注射する	15〜30分	・重篤な呼吸抑制状態にある患者への投与は禁忌 ・連用により薬物依存を生じることがある
局所麻酔薬					
ロピバカイン塩酸塩水和物	アナペイン	術後 （硬膜外麻酔）	通常、成人に1回200mgまでを硬膜外腔に投与	30分（血中最高濃度）	次の患者への投与は禁忌 ・大量出血 ・ショック状態 ・注射部位に炎症のある患者 ・敗血症

東京北医療センター薬剤部

CHAPTER 3

硬膜外麻酔

硬膜外麻酔は、脊柱管の硬膜腔に局所麻酔薬を注入する。

まず知覚神経が遮断されることにより、痛覚が遮断される。

併せて運動神経も遮断されるため、立位時や歩行時の転倒に留意し、初回歩行時には付き添う。触覚は最後まで残る。

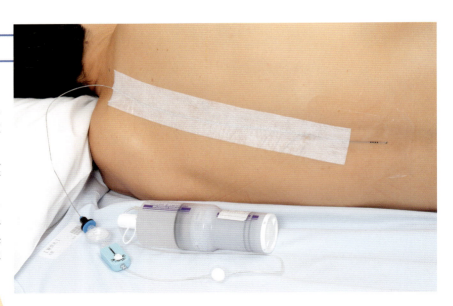

POINT
硬膜外麻酔時の観察ポイント

○

× 固定がはがれている

- カテーテル挿入部に出血、感染徴候、滲出液はないか？
- カテーテルが絆創膏でしっかりと固定されているか？
- カテーテル挿入部が見えるドレッシング材で固定されているか？
- カテーテルの屈曲や接続部の緩みはないか？
- 麻酔薬の注入速度は指示通りか？ 残量は適切か？
- 血圧の変化、頭痛・嘔気・嘔吐はないか？

麻酔薬の残量を確認

フローセレクター

薬剤注入口

シリンダ

注入薬の設定速度を指示量に合わせる

―― 周手術期のケア

アイシングシステム

術後はアイシングシステムを装着して患部を冷却し、寒冷による麻痺作用により疼痛の軽減を図ることもある。

同時に寒冷により血管が収縮し、腫脹が軽減される。細胞の代謝も低下することから、手術による損傷部の拡大が防止され、治癒が促進される。

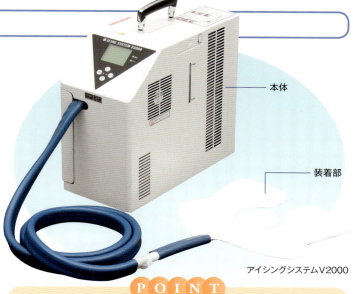

アイシングシステムV2000

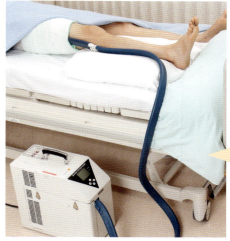

POINT
アイシングシステム装着時の観察ポイント
- 皮膚色・皮膚温：過度の冷却による皮膚障害はないか？
- 末梢動脈は触知できるか？
- アイシングシステムの作動状況は正常か？
- 温度設定（10〜13度）は適切か？
- 冷却水を確認。
- 装着部（パッド）に損傷はないか？

術後せん妄

術後の患者は疼痛や環境の変化、ドレーン類による拘束感、全身状態の変化などが原因となり、せん妄を起こす場合がある。特に高齢者は活動性の低下、視覚・聴覚の低下が影響し、せん妄を起こす危険性が高いので注意する。

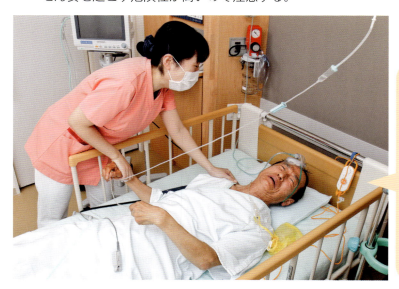

POINT
せん妄予防の観察ポイント
- 見当識障害の程度をコミュニケーションを通じて確認する。
- 危険行動、異常言動の有無を観察する。
- 術前の患者の特性を把握しておく。
- 疼痛の有無と程度を把握する。
- 睡眠状態、使用中の鎮静薬・睡眠導入薬の影響を確認する。
- 全身状態（輸液・栄養管理含む）の変化を観察する。

CHAPTER 3

感染防止

　外科系手術において手術部位感染（SSI）は、入院期間の延長や生命の危険をもたらす可能性があるため、適切な対策をとることが非常に重要である。
　整形外科で扱う骨や関節はもともと無菌状態であるため、創部に感染が生じると再手術となることが多く、患者の負担を増大させないためにも、特に注意する必要がある。

■感染リスクを増大させる因子

・他の部位の感染	MRSAなど術前検査値の確認、下肢の手術の際は特に白癬感染がないか、治療をしているか確認したほうがよい。
・糖尿病、肥満	術前からの血糖コントロールを行う必要がある。
・喫煙	ニコチンが創傷治癒を遷延させるため、予定手術の場合は予め禁煙してもらう。
・全身的なステロイド治療	副作用による易感染状態。
・高齢、低栄養　など	

■主な感染防止対策

①ドレーン管理	排液を捨てる際の手指衛生、防護具の着用、感染性廃棄物の取り扱いに注意する（詳細はP.85）。
②創部の感染徴候の観察（詳細はP.87）	
③皮膚の保護	ドレッシング材や保護テープなどによる皮膚トラブルが起こると、その部位から皮膚の破たん、感染が生じるため、注意する。
④膀胱留置カテーテルの早期抜去	車椅子移乗が安定して行えるようになったら早期に抜去し、尿路感染を予防する。
⑤全身の保清	特に創周囲の保清は入念に行う。シャワー浴の許可が出たら定期的にシャワー浴をし、創部の清潔を保持する。
⑥予防的抗菌薬投与（AMP）	手術中に汚染する可能性のある細菌に対して、手術直前に有効な抗菌薬を投与する。 抗菌薬の最初の投与は、血中および組織内濃度が皮膚切開時に最高濃度に達するよう、時間をみて投与される。術中および創部の閉鎖後数時間は、抗菌薬濃度が有効な治療レベルを維持できるように追加投与される。
⑦標準予防策の実施	看護師の手洗い、滅菌物の清潔操作を確実に実施する。
⑧切開創に対するケア	術後24～48時間は滅菌ドレッシング材を貼付し、出血が多いなどの異常が見られない限りは診察のたびにはがすのではなく、外気に触れさせずに皮膚の癒合を待つ。
⑨低体温予防	低体温になると、末梢血管の収縮による血流低下やタンパク代謝の抑制をもたらし、創傷治癒の遅延や感染につながるため、適切に予防する。

周手術期のケア

ドレーン管理

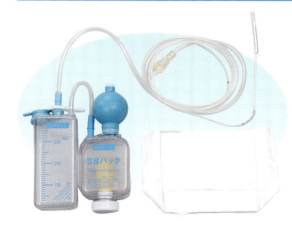

術後の患者には、血腫の形成を予防するため、ドレーンが留置される。
血腫が形成されると細菌繁殖の培地となり、感染を引き起こす可能性が高まる。
さらに、腫脹により疼痛が増強する恐れがある。
ドレーン挿入中は、挿入部からの感染、排液ルートを通じての逆行性感染に注意する必要がある。

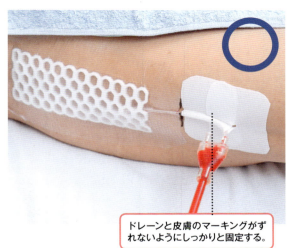

ドレーンと皮膚のマーキングがずれないようにしっかりと固定する。

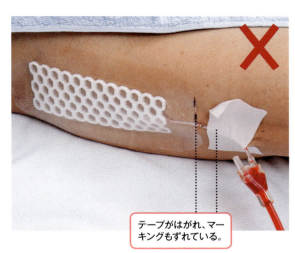

テープがはがれ、マーキングもずれている。

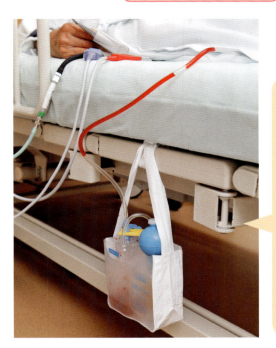

POINT
ドレーン挿入中の観察ポイント

■ 感染徴候：
　①熱型・血液データを観察する。
　②ドレーン挿入部の皮膚の状態を観察する。
　③排液量、排液の性状を観察する。

■ 固定方法：
　①正しくドレナージされているか？
　②自然抜去や緩み、自己抜去はないか？
　③患者に苦痛を与えていないか？
　④指定された部位で固定されているか？

■ 清潔管理：ドレーン挿入部・接続部、全身の皮膚の清潔は保たれているか？

■ 心理面の負担はないか？
　ドレーン挿入の目的・重要性、今後の見通しなどを説明する。

CHAPTER 3

閉鎖式持続吸引システム

スプリング型

- スプリング型（J-VAC等）は吸引中は陰圧を保ち、平板な形になっている。排液口を開けると大きく膨らむ。
- 排液を廃棄した後は、バッグの中央部を押して平板な形に戻し、ふたを閉める。フラップを手前に曲げると吸引が再開される。
- 吸引圧を調整することはできない。

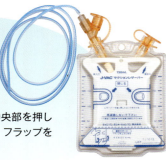
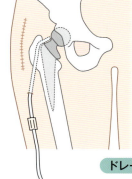

バルーン型

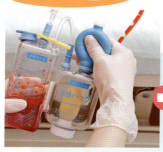
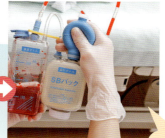

- バルーン型（SBバッグ等）は、吸引ボトル内のバルーンがしぼんでいると吸引圧がかかっていない状態、膨らんでいると吸引圧がかかっている状態である。
- ゴム球を押してバルーンを膨らませ、吸引圧がかかった状態にする。
- バルーンを膨らませる程度により、吸引圧を調節することができる。

ドレーンの留置・固定

- 人工骨頭挿入術を例にとると、ドレーン先端は股関節内にある。
- ドレーン挿入部は縫合創外に置き、皮膚に縫合固定し、さらにテープで固定を補強する。

POINT 排液の廃棄手順

① ドレーンのクランプ（板クランプ）を閉める。
② 排液の量・性状を確認し、記録する。
③ 排液口を開けて、排液を廃棄し、ふたを閉める。
④ ドレーンのクランプを解除する。
⑤ ゴム球を押し、排液が流出していることを確認する。

CBCドレーンの管理

3-1

CBCドレーンは、外科手術などにおいて手術創から血液を吸引し、再輸血するための器械。
全人工股関節置換術（THA）など、出血の多い手術の後に使用する。

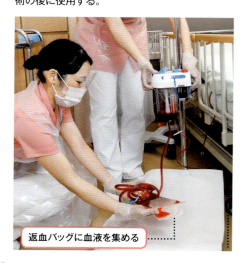

返血バッグに血液を集める

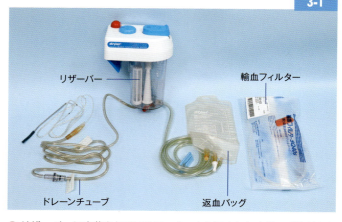

リザーバー　　輸血フィルター
ドレーンチューブ　　返血バッグ

- リザーバーに内蔵されているモーターとピストンにより、手術創から血液を吸引する。
- リザーバーに回収された血液の組織片や脂肪等を除去し、返血バッグに血液を集める。
- 輸血フィルターを用いて輸血を行う。

（詳細はDVD参照）

周手術期のケア

創部の管理

手術創は、縫合されると周囲の皮膚組織とほぼ連続した形に戻るが、生体物質によって皮膚のバリア機能が形成され、病原体侵入の危険性がなくなるまで、約48時間を要する。

そのため、術後は滅菌被覆材で創部を保護し、滲出がある場合、感染が疑われる場合以外は、被覆材の交換は行わない。

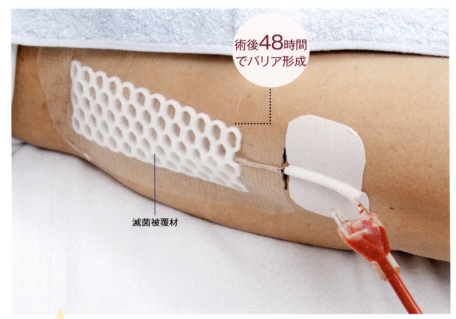

術後48時間でバリア形成

滅菌被覆材

POINT
観察ポイント
- 滲出液の有無と性状は？
- 創部の腫脹・発赤・熱感の有無は？
- バイタルサイン（特に熱型）は？
- 血液データ（白血球数・CRP）からの炎症所見は？
- 患肢の運動障害の有無は？

CHECK!

創部感染を防止することが大切！

- 創部は定時に観察する。例えば、術後帰室時から2時間は30分ごと、その後は2時間ごとに観察する。
- バイタルサインに異常がある時、疼痛が増強した時、患者が違和感を訴える時には、創部も観察する。
- 大量の出血がある時、滲出液が膿性となった場合は、すぐに医師に報告する。
- 創部の清潔保持に注意する。

術前後の観察・ケアの重要性

- 人工股関節置換術、人工膝関節置換術の手術件数は、高齢化社会に伴い、増加していくことが予想されている。手術件数が増加すれば、術後の合併症に苦しむ患者の数も増えることが考えられる。
- 感染リスクを増加させる因子はさまざまであるが、骨折による緊急入院や患者のADLが低い場合でも、可能な限り術前の清潔ケアを行うことが大切である。また、感染の早期発見には術後の観察が必要不可欠である。滅菌被覆材がはがれている、滲出液がわき漏れしているなどの異常をそのままにしてはいけない。

CHAPTER 3

神経障害の予防

良肢位の保持

術後は、枕などを利用して良肢位を保持する。患肢の神経障害を予防して、ADLの拡大を促進することが重要である。

枕や装具を装着して良肢位を保持する際は、同一体位により同一部位を長時間にわたり圧迫する恐れがある。そのため、循環不全および神経障害を引き起こすことがあり、注意が必要である。

POINT　観察ポイント
- 運動障害、しびれ、知覚障害はないか？
- 体位変換は決められた時間に行われているか？
- 良肢位が保持されているか？
- 補助装具が正しく固定されているか？

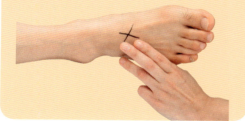

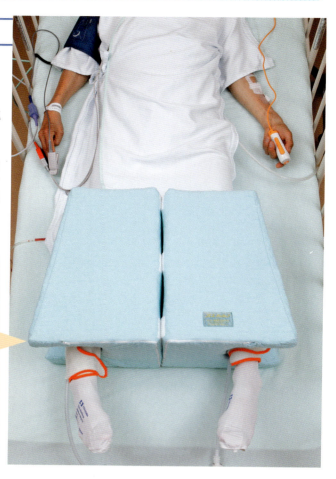

CHECK!

肢位の乱れ、腓骨頭部の圧迫に注意！

三角枕などを利用した良肢位の保持は、体動により固定がずれていないか、訪室ごとに確認する。

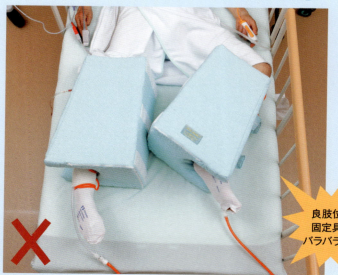

良肢位の固定具がバラバラに！

周手術期のケア

術後当日の体位変換

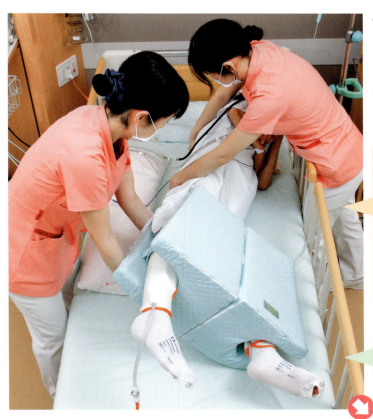

体位変換を行う際、三角枕などによる良肢位の保持がされている場合は、そのままの状態を保って実施する。この際、患肢が下にならないよう注意する。

POINT
- 枕を下肢にはさんだまま、患肢が上になるよう体位変換。
- クッションやタオルを当てて良肢位を調整する。
- 人工骨頭挿入術や人工股関節全置換術後は、股関節が内転・内旋すると脱臼する危険性が高いので注意する（術式によって禁忌肢位が異なるため、医師に確認する）。

EVIDENCE
- 枕をはさむことで、良肢位を保ちながら体位変換ができる。

転落の危険

術後は一時的なせん妄や創部痛、筋力低下により体動が不安定になり、転落が起きる危険性がある。特に高齢者で認知症がある場合は、理解力低下によりベッドからの転落の危険性がさらに高まる。

排泄パターンやリハビリテーションの内容など、患者の状態を把握して環境整備を行い、睡眠に導くことが大切である。

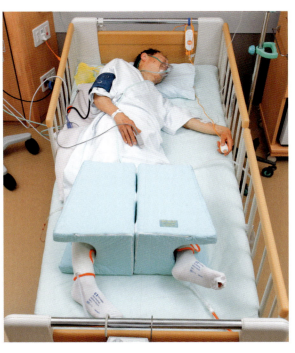

POINT
観察ポイント
- 患者の性格・習慣・ADLなどの情報をスタッフ間で共有。
- 排泄パターンは？
  → 日中のリハビリテーション状況から、患者は自分で動けると思い込み、夜間にも自分で排泄を試みて転倒する場合がある。
- 安静度、ADLの状況、睡眠パターン、認知状況は？
- 術後せん妄の出現は？
- ベッド柵やベッド周囲など、環境整備は適切か？
- 睡眠導入薬の使用は適切か？

CHAPTER 4 リハビリテーション期のケア

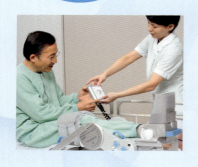

骨折・外傷の受傷後、早期から患者の日常生活に留意し、治療後、より快適でその人らしい生活に戻ることができるように機能障害の改善を支援する。

患者のリハビリテーション意欲を維持するためには、疼痛のコントロールと補助具を活用した適正な評価が大切である。

本章では臨床で看護師にかかわりの深い、リハビリテーションを解説する。

ケアのポイント

- 入院時、リハビリテーション開始時、退院時のADLの評価
- 多職種との連携による適正なゴールの設定
- 車椅子などによる安全な日常生活の拡大支援
- 装具などの活用による残存機能の増強
- 患者のリハビリテーション意欲の向上と、積極的に参加できる環境
- 禁忌肢位に注意する
- 動きやすい服装や靴（スリッパ禁止）の準備

ケアの要素

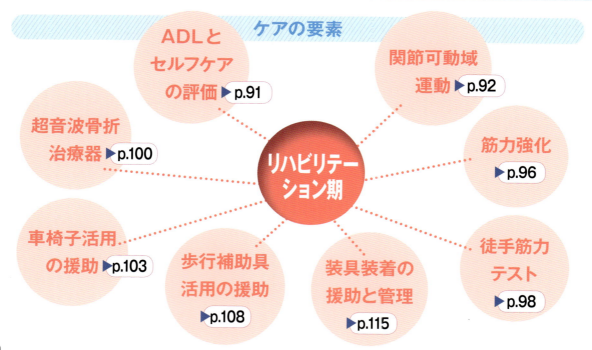

- ADLとセルフケアの評価 ▶p.91
- 関節可動域運動 ▶p.92
- 筋力強化 ▶p.96
- 徒手筋力テスト ▶p.98
- 装具装着の援助と管理 ▶p.115
- 歩行補助具活用の援助 ▶p.108
- 車椅子活用の援助 ▶p.103
- 超音波骨折治療器 ▶p.100

リハビリテーション期

ADLとセルフケアの評価

患者のADLとセルフケア能力を適切に評価することは、
患者・家族、医療者が目標・計画を共有し、
リハビリテーションに取り組んでいくための出発点となる。
ADLを評価する方法は種々あるが、近年、国際的に用いられている
機能的自立度評価法（FIM：Functional Independence Measure）と
Barthel Index（BI）を紹介する（P.153・154 巻末資料参照）。

機能的自立度評価法（FIM：Functional Independence Measure）

米国リハビリテーション医学アカデミーと米国リハビリテーション医学会の後援により開発された、リハビリテーションのための統一データシステムの中核をなすADL評価表である。
運動項目13項目と認知機能項目5項目の計18項目より構成されており、介護量を測定する目的で作られている。
FIMは、"しているADL"の評価法であり、日常生活で実際に患者がどのように行っているかを観察しながら評価を行う。
各評価項目は完全自立（7点）、修正自立（6点）、部分介助（5～2点）、全介助（1点）の計7段階での点数付けとなっており、すべて完全自立の場合は126点、全介助の場合には18点となる。
評価項目に身体機能面のみならずコミュニケーションや社会的認知機能面についての評価項目も含まれていることや、補装具を使用した修正自立の項目があることが特徴となっている。

■評価解釈（運動項目の総得点の持つ意味）

総得点	グループ
80点台後半	屋外歩行自立群
80点台前半	屋内歩行自立群
70点台	セルフケア自立群
50～60点台	半介助群
50点未満	全介助群

Barthel Index（BI）

MahoneyとBarthelによって発表された評価法である。
BIは10項目から構成される評価法であり、"できるADL"の評価法である。
得点は0～100点でつけられ、100点は日常の基本的なADLが自立していることを示している。評価基準は項目ごとに定義づけがなされており、0点、5点、10点、15点のいずれかの点数がつけられる。
評価項目によって配点が異なっており、項目に対しての重みづけがなされていることが特徴である。

■評価解釈

総得点	グループ
100点	自立
91～99点	軽度依存
61～90点	中等度依存
50～60点	重度依存
0～20点	完全依存

CHAPTER 4

関節可動域運動

股関節や膝関節の屈曲伸展運動を行うことにより、関節可動域の拡大、関節拘縮の予防、軟骨・腱・靭帯・皮膚・創治癒の促進が期待できる。
関節可動域運動には「他動運動」と「自動運動」がある。
本章では、人工関節置換術、膝靭帯再建術、膝関節授動術などの術後1〜3日に開始されるCPM (Continuous Passive Motion：持続的他動運動器械)による他動運動を紹介する。

CPM (Continuous Passive Motion：持続的他動運動器械)

4-1

❶ 装着前に、CPMの作動確認を行う。

POINT
CPMの特徴
- CPMは関節可動域運動を持続的に同じ速さで、かつ他動的に行うことができる。
- CPMは持ち運びができるため、患者のベッド上で実施できる利点がある。
- 器械の支持面が広く、ベッド上に設置する際、安定感がある。

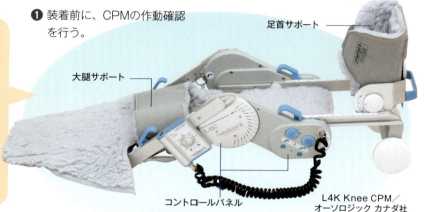

足首サポート
大腿サポート
コントロールパネル
L4K Knee CPM／オーソロジック カナダ社

❷ 患者に靴下をはかせ、CPMをベッド上に設置する。
ベッドを水平にして患者を臥位にし、CPMを安定させ、患肢を静かに乗せる。

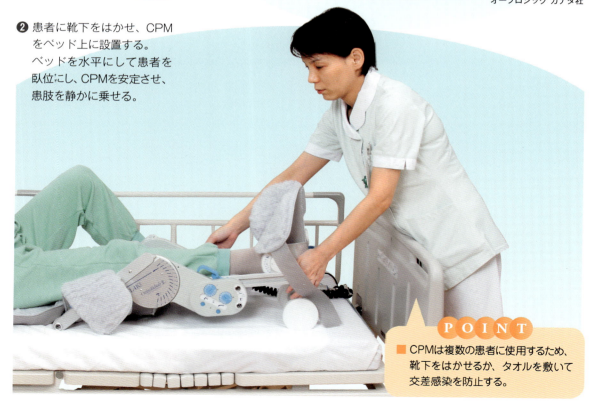

POINT
- CPMは複数の患者に使用するため、靴下をはかせるか、タオルを敷いて交差感染を防止する。

リハビリテーション期のケア

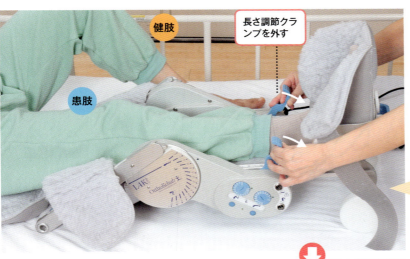

❸ 器械に患肢を乗せ、レバーを引いて器械を伸展させた状態にする。

POINT
- 術式や疾患により関節の伸展に制限のある患者では、器械の角度を少し屈曲させた状態にして患肢をのせる。

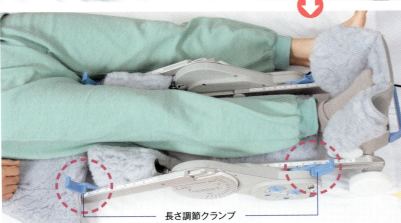

❹ 大腿・下腿の長さを合わせ、足底が足底板に着くように設定する。
膝の関節がターゲット線上にくるよう調節する。
長さ調節クランプを固定する。

POINT
- 初回時、脚の長さを設定する際、設定した長さを記録しておくと、次回設定する際、長さを合わせやすい。

❺ 膝の関節がターゲット線上にあるか、大腿・下腿の長さが合っているか、踵部が適切な位置にきているかを再度、確認する。

POINT
- 膝の屈曲と伸展をスムーズに行えるよう、膝の関節がターゲット線上にくるように調節する。

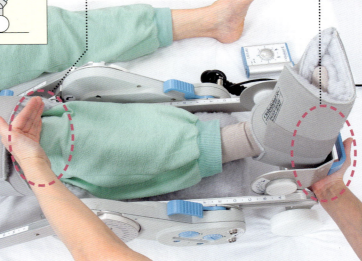

CHAPTER 4

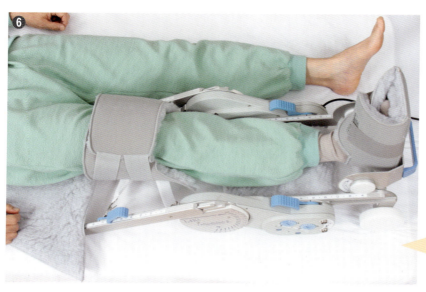

❻ 患側の臀部がムートンに乗っていることを確認し、器械を患肢に固定する。

POINT
- 足首サポート、大腿サポートを固定する。
- 足首サポートが外れないことを確認する。

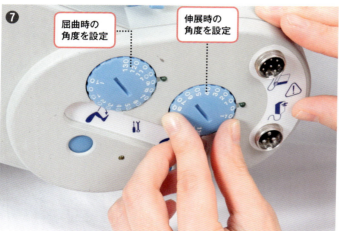

POINT
停止ボタン
- CPMは他動運動であるため、状況に応じて、患者自身が器械を停止できることが重要である。
- コントロールスイッチにある停止ボタンの使用法を、患者に十分説明する。

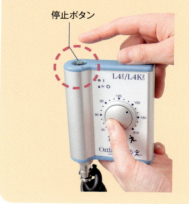

停止ボタン

❼ 関節屈曲の角度を、医師が指示した角度に設定する。

❽ 患者に器械の停止ボタンの使用方法を説明し、手の届く位置に置く。

注意！
CPMによる運動を行う際の注意事項
- 術後感染のある患者、出血や炎症がある患者は、運動により創部の悪化を招きやすいので注意！
- 患者の精神状態によっては、器械を装着できないことがある。
- 角度によって、疼痛が出現することがある。
- 器械の装着時、終了後の除去時に、患肢を動かすことに伴う股関節脱臼の可能性（脱臼肢位）がある。

リハビリテーション期のケア

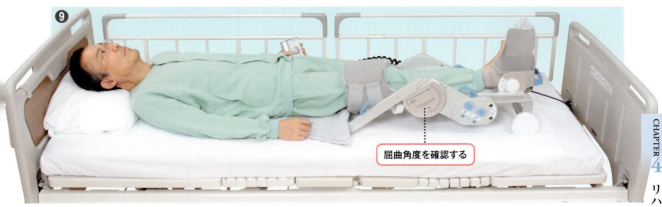

屈曲角度を確認する

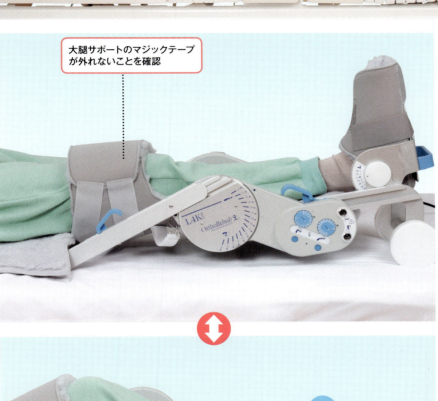

大腿サポートのマジックテープが外れないことを確認

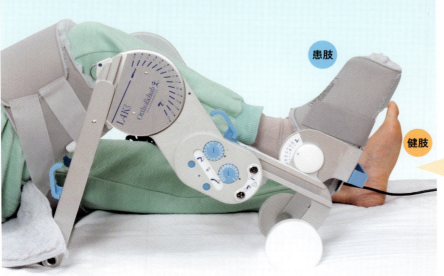

患肢

健肢

❾ 患者に仰臥位をとってもらい、CPMを作動させる。設定した角度で関節の屈曲伸展が、自動的に繰り返される。CPMが動き出したら数回、屈曲と伸展の動作を観察する。患者の状態、器械の作動状況に異常がないこと、停止ボタンとナースコールが手元にあることを確認する。異常時は器械を止め、ナースコールを押すよう説明する。

POINT
疼痛・熱感・腫脹
- 初回運動時には、疼痛を伴う場合がある。
- 運動終了時には、膝部周囲の熱感・腫脹・疼痛の有無を観察する。
- 運動終了時に、膝部周囲に熱感があればクーリング材を使用して安静を図る。
- 指示により屈曲角度を1日5〜10度拡大し、関節可動域を拡大する。

CHAPTER 4

筋力強化

骨折に対する牽引療法や、ギプス固定による患側の廃用性萎縮とそれに伴う臥床による健側下肢の廃用性筋萎縮に対しては、適切な予防が必要である。その一環として筋力強化が有効であるが、ベッドサイドで行う必要があることから、看護師が担うことも多い。

実施前の注意点	実施時の基本事項
・患者のADLや手術部位、安静度、禁忌肢位、疼痛状態などを確認する。 ・患者に筋力増強訓練の目的と必要性、訓練の内容を説明する。 ・患者に訓練の内容をわかりやすく説明する。 ・ベッド周りの環境を整える。 ・訓練しやすい服装に着替えてもらう。 ・バイタルサインをチェックする。	・主治医、もしくはリハビリ担当者と相談して行う。 ・個々の運動を行う際には、定められた適切な方法に従う。 ・決められた繰り返し数（通常8〜12回）を完全に成し遂げられたら、抵抗を増大させていく（増大量はおよそ5％程度がよい）。 ・持ち上げる動作（求心性）と下げる動作（遠心性）の両者を取り入れる。

主な筋力強化運動

▶ 4-2

	下肢伸展挙上運動	ブリッジ運動
強化する筋肉	股関節屈筋、膝関節伸展筋など	体幹伸展筋、傍脊柱筋、股関節伸展筋など
適応	腰椎圧迫骨折など、立位歩行困難な状態	腰椎圧迫骨折など、立位歩行困難な状態
方法とポイント	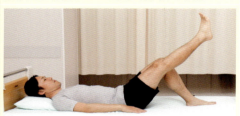 仰臥位にて膝を伸ばし、下肢を挙上する。腰痛防止のため対側の膝は立てておく。	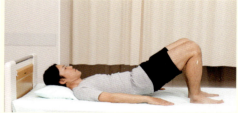 仰臥位で両膝を立てた状態から、踵をベッドに押しつけ、臀部を挙上する。わずかに持ち上げて、ゆっくりと下ろす。

	膝関節伸展運動	大腿四頭筋セッティング
強化する筋肉	膝関節伸展筋	膝関節伸展筋
適応	立位・歩行困難な状態	膝疾患
方法とポイント	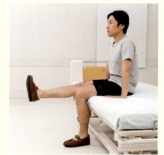 端座位にて一側の膝を伸ばす。伸ばしたところで5〜6秒間止めてからゆっくり下ろす。	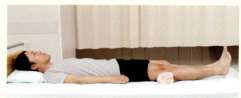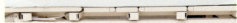 膝の下にタオルを丸めたものを敷き、下方に5〜6秒間押し続ける。大腿四頭筋が収縮しているのを確認する。足関節を背屈しながら行うと、膝蓋骨を引き上げやすい。

リハビリテーション期のケア

	股関節外転運動	体幹伸展運動
強化する筋肉	股関節外転筋など	背筋群強化
適応	大腿骨頚部骨折など	腰椎圧迫骨折など立位歩行困難な状態
方法とポイント	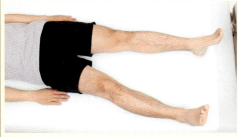 仰臥位で両股関節を外転させる。下肢が外旋しないよう（つま先を天井に向けたまま）外転させる。	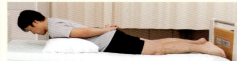 腹臥位にて状態をそらす。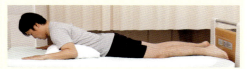 負荷が強い場合は上肢で支えてもよい。

	足関節背・底屈運動	足趾じゃんけん
強化する筋肉	下腿・足部の筋	下腿・足部の筋
適応	末梢循環障害・浮腫の予防、末梢循環維持・改善	足趾の運動性の維持、末梢循環維持、体幹バランス維持
方法とポイント	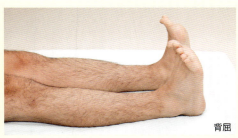 背屈 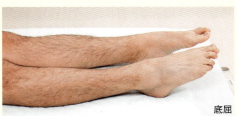 底屈 仰臥位または端座位にて足関節を背屈・底屈させる。できるだけ力を入れて、大きくゆっくりと背屈・底屈を繰り返す。	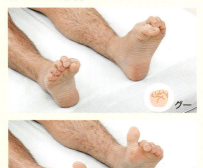 グー／チョキ 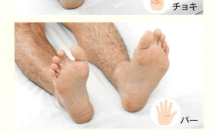 パー 足趾の筋力維持、末梢循環維持を目的に足趾でグー・チョキ・パーを繰り返す。

注意！ 抵抗訓練の中で弾みをつけるような動作は安全性を損ない効果的でない。
呼吸は通常パターンを維持する。息こらえを行うとバルサルバ手技＊から血圧は上昇する。
強化したい筋肉の収縮を意識して行う。

＊バルサルバ手技
息を止めて力むと、筋肉の緊張が起こっていつも以上の力が発揮できたり、心拍数が高まる現象を指す。イタリアの解剖学者、アントニオ・マリア・バルサルバが用いたことからその名前が付いている。

CHAPTER **4**

徒手筋力テスト

徒手筋力テスト（MMT：Manual Muscle Testing）は、個々の関節運動の筋力を可能な限り個別的に測定するための方法である。

わが国ではDanielsらによる、6段階評価が最も一般的に用いられている。このテストは徒手による抵抗、あるいは重力に対して運動を行うことができるかどうかに基準をおいており、0～5の6段階に分けられている。

テストの実際に際しては、筋力に影響する年齢、性別、痛みの有無、疲労、関節可動域などの因子を考慮する。

| 特徴 | ・器具などを使わず、簡便に行うことが可能。
・臨床で筋力を大まかに把握するのに有効。
・測定技術の熟練が必要なこともあり、測定者（医師、看護師など）の主観が入りやすいため、他の測定者が行ったデータとの比較には再現性に乏しい。 |

徒手筋力テストの6段階評価

筋力の表示法		判定基準
5	正常(normal)	強い抵抗を加えても重力に打ち勝って完全に動く （上に上げようとする手足を強い力で抑えても持ち上げることができる）
4	優(good)	ある程度の抵抗でも重力に打ち勝って完全に動く （上に上げようとする手足を手で軽く抑えても動く。挙上できるが弱い）
3	良(fair)	抵抗を加えなければ重力に打ち勝って完全に動く （ベッドに置いた手足が横にも上にも動く。ようやく挙上可能、保持は困難）
2	可(poor)	重力を除けば完全に動く （ベッドに置いた手足が横には動くが上に上がらない）
1	不可(trace)	関節は動かないが筋収縮は認められる （その場から手足は動かない。筋肉の収縮は確認できる）
0	(zero)	筋の収縮が認められない （「力を入れて下さい」と言っても反応がない）

■テストの流れと判定基準

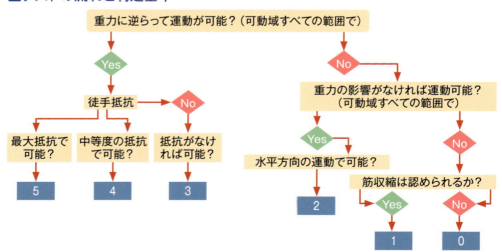

リハビリテーション期のケア

主なテスト方法

関節の可動域全体にわたって、重力に逆らった運動が可能かどうか確認する。
MMT3（良）以上であれば抵抗をかけ、MMT4（優）か5（正常）を判定する。

→ ：患者が動かす方向　　→ ：測定者が抵抗を加える方向

肘関節運動

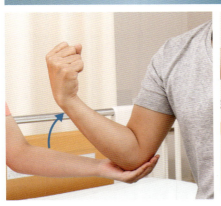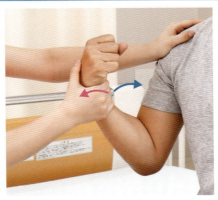

患者は座位で前腕を回外させ、肘関節を屈曲させる。測定者は、患者の前腕遠位部を把持して伸展方向に抵抗を加え、もう一方の手で患者の肩を固定して、他の筋群の動きを防ぐ。

膝関節伸筋

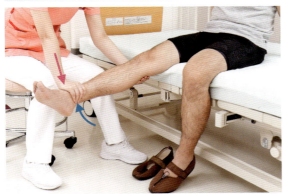

患者は座位で、大腿部を水平に置くために測定者は大腿の下に手を入れる。患者は膝関節屈筋の緊張を緩めるために身体を後方へ傾け、測定者は足首のすぐ上に抵抗をかける。

股関節屈筋

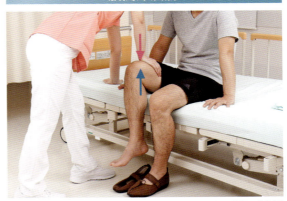

患者は座位で、体幹を安定させるためにベッドの縁に手を置いて支える。測定者は大腿部に抵抗をかけ、患者はベッドから大腿が離れるように下肢を持ち上げる。

足関節背屈筋

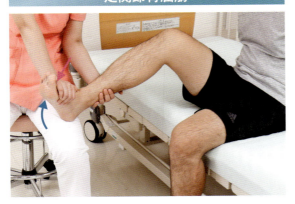

患者は座位で、測定者は患者の踵を大腿部に乗せる。患者は足関節を背屈させ、測定者は足の背内側部の上に手をあて、抵抗を加える。

CHAPTER 4

超音波骨折治療器

超音波骨折治療器（アクセラス）は、超音波振動子を駆動させることによって発生した振動エネルギーから治療用超音波が放射され、骨折の治療を行う装置である。電力によって高周波の電気振動を発振し、出力制御回路を経てプローブ内に内蔵された超音波振動子を駆動させる。

目的
● パルス低強度超音波を与えることによって骨形成を促進し、骨折治癒を促す。

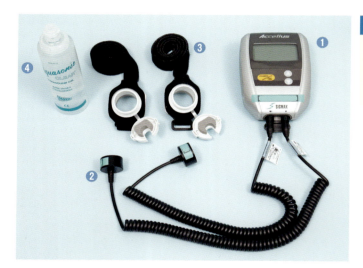

必要物品
1. アクセラス本体
2. プローブ
3. プローブ固定バンド
4. 治療用ゲル

POINT

- 照射部位のマーキングは医師が行う。マーキングが消えてしまう前に適宜書き直す。
- 患者が自分で行えるよう、適切な指導を行う。
- プローブから発振された超音波は真っ直ぐ進む特性を持っているため、装着部位や角度が適切でなかった場合は治療効果が得られない。
- 使用する時間は決まっていないが、やり忘れを防ぐために、毎日同じ時間帯に行うことが有効である。
- 1日1回20分使用する。20分以上、また1日に何回も行っても、治療効果は得られない。20分が経過する前に中断してしまった場合は、もう一度最初から20分続けて使用する。

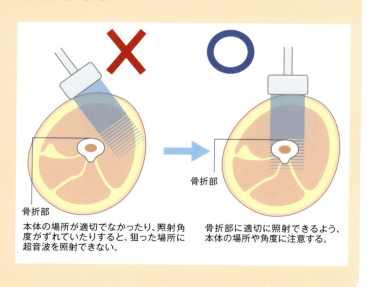

本体の場所が適切でなかったり、照射角度がずれていたりすると、狙った場所に超音波を照射できない。

骨折部に適切に照射できるよう、本体の場所や角度に注意する。

リハビリテーション期のケア

PROCESS 1 プローブ固定バンドの装着

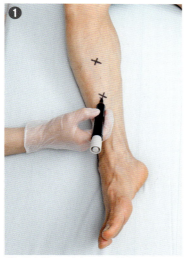
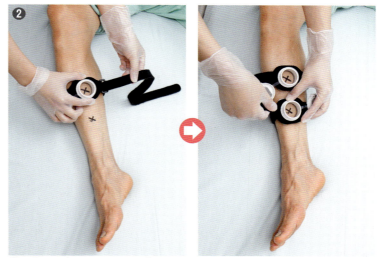

❶ 骨折部へ適切に照射するため、開始前に骨折部位の真上の皮膚上に、医師がマーキングをする。

❷ プローブ固定バンドのプローブ装着部の穴の中心にマークが来るように、バンドを装着する。黒リングにバンドを通し、面ファスナーで固定する。

PROCESS 2 プローブの接続、本体の起動

❸ プローブのコネクタを本体に差し込み、接続する。
「POWER／OK」ボタンを押して、本体を起動する。

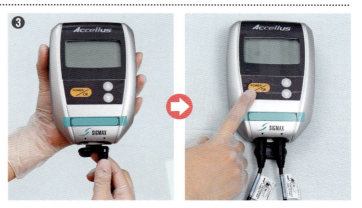

PROCESS 3 プローブの装着

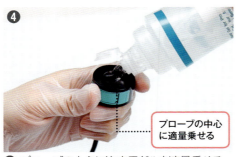

❹ プローブの中心に治療用ゲルを適量乗せる。

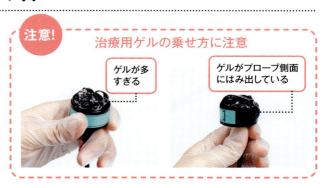

注意！ 治療用ゲルの乗せ方に注意

ゲルが多すぎる

ゲルがプローブ側面にはみ出している

プローブの中心に適量乗せる

CHAPTER 4 リハビリテーション期のケア

101

CHAPTER 4

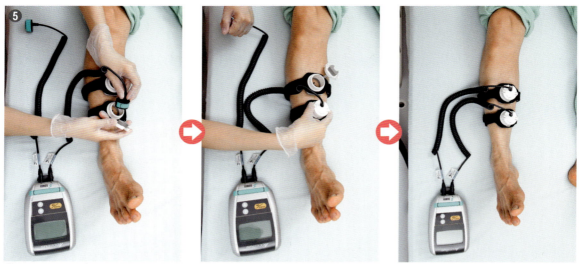

❺ 治療部位にプローブを装着し、プローブ固定バンドの蓋を締める。

PROCESS 4 照射開始〜終了後

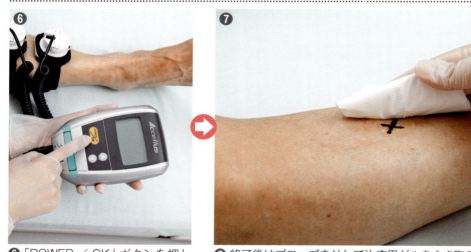

❻ 「POWER / OK」ボタンを押して、照射を開始する。

❼ 終了後はプローブを外して治療用ゲルをふき取る。

CHECK!
「フリーモード」と「患者モード」の使い分け

- フリーモード：対象となる骨折部の深さに応じて2種類（30mW/cm^2、60mW/cm^2）の超音波出力が選択可能。
- 患者モード：あらかじめ設定した出力のみで照射でき、出力が選択できないモード。

車椅子

リハビリテーション期のケア

車椅子は、患部の安静が必要な患者の移動用具として用いられる。
車椅子を使うことにより早期離床、ADLの向上を図り、
活動範囲を広げることができる。
車椅子には大きく分けて「自走式」と「介助式」がある。それぞれの車椅子には、ティルトやリクライニングなどの機能が付いているものがある。
患者の特性に合った車椅子を選択する必要がある。

車椅子の種類と機能

車椅子は患者の安静度・理解力・座位保持時間・立位保持力、介助の必要度や履物、製品の荷重制限に応じて選択する。常に整備を心がけ、安全に使用することが大切である。

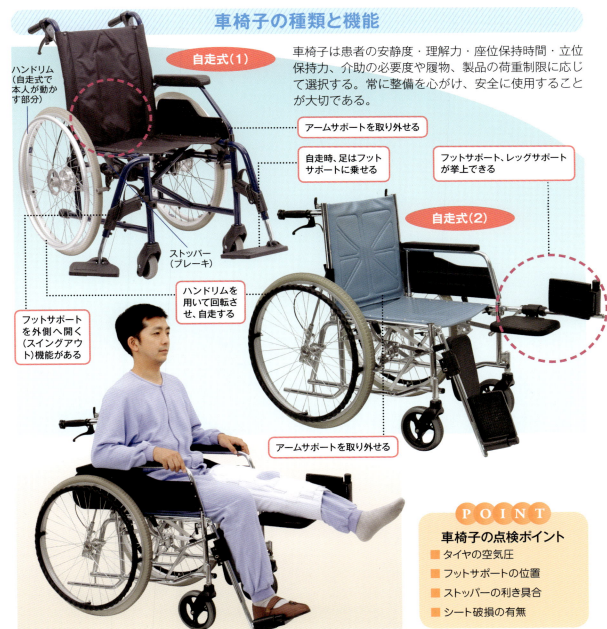

自走式（1）
- ハンドリム（自走式で本人が動かす部分）
- アームサポートを取り外せる
- 自走時、足はフットサポートに乗せる
- ストッパー（ブレーキ）
- フットサポートを外側へ開く（スイングアウト）機能がある
- ハンドリムを用いて回転させ、自走する

自走式（2）
- フットサポート、レッグサポートが挙上できる
- アームサポートを取り外せる

POINT
車椅子の点検ポイント
- タイヤの空気圧
- フットサポートの位置
- ストッパーの利き具合
- シート破損の有無

103

CHAPTER 4

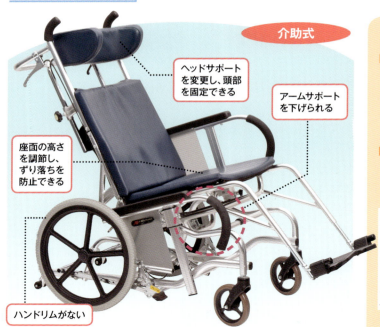

介助式

- ヘッドサポートを変更し、頭部を固定できる
- アームサポートを下げられる
- 座面の高さを調節し、ずり落ちを防止できる
- ハンドリムがない

POINT

介助式での自走は不適切
- 介助式車椅子はタイヤが小さく、ハンドリムがないため、自走は禁忌！四肢の損傷や転倒など、事故につながる危険性がある。

リクライニング機能とティルト機能
- 自走式、介助式それぞれの車椅子には、背もたれが後傾する「リクライニング機能」や、背もたれと座面が後傾する「ティルト機能」がついたものもある。

メリット：後傾時に股関節が伸展するため、拘縮しにくい。

デメリット：臀部が前方に滑り出す。

リクライニング機能

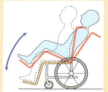

メリット：身体全体が後傾するため、姿勢がずれない。

デメリット：股関節が固定されるため、長時間の座位では拘縮の原因になる。

ティルト機能

CHECK!

車椅子の正しい座位姿勢

患者が楽な座位姿勢で長時間車椅子に乗れるよう、注意を払うことが大切である。

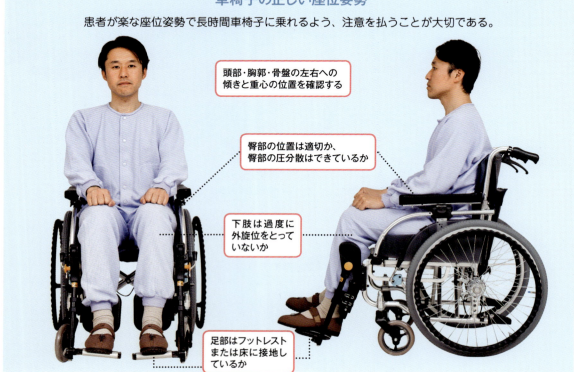

- 頭部・胸郭・骨盤の左右への傾きと重心の位置を確認する
- 臀部の位置は適切か、臀部の圧分散はできているか
- 下肢は過度に外旋位をとっていないか
- 足部はフットレストまたは床に接地しているか

リハビリテーション期のケア

ベッドから車椅子への移乗（患肢完全免荷の場合）

4-3

❶ 車椅子をベッドに対して20～30度の角度になるよう、健側に置く。この際、必ずストッパーをかける。車椅子の座面とベッドがほぼ同じ高さになるように調整する。

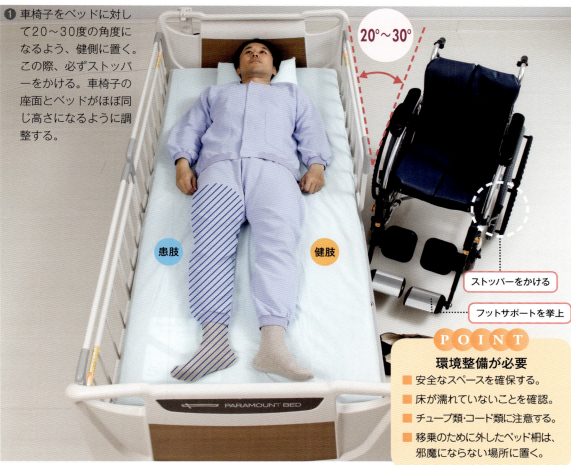

患肢　健肢

ストッパーをかける

フットサポートを挙上

POINT
環境整備が必要
- 安全なスペースを確保する。
- 床が濡れていないことを確認。
- チューブ類・コード類に注意する。
- 移乗のために外したベッド柵は、邪魔にならない場所に置く。

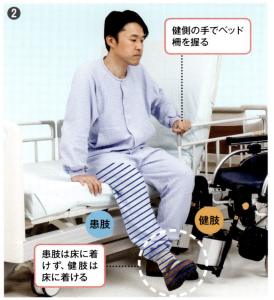

❷ 健側の手でベッド柵を握る

患肢　健肢

患肢は床に着けず、健肢は床に着ける

❷ 患者はベッドの健側で端座位をとり、健肢に履物をはく。患肢を軽く前に出す。

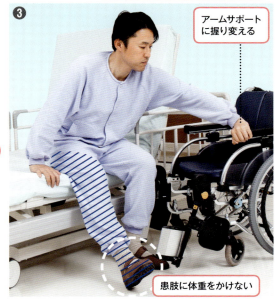

アームサポートに握り変える

患肢に体重をかけない

❸ 立ち上がる足の位置を確認する。ベッド柵を持っていた健側の手で、アームサポートを握る。

CHAPTER 4

❹

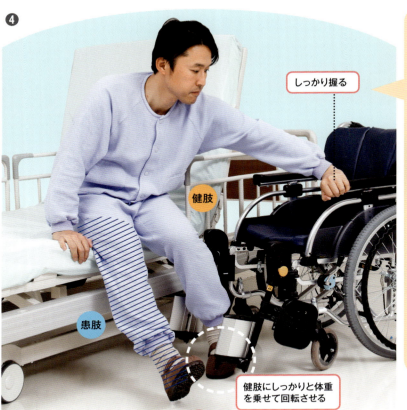

しっかり握る

健肢

患肢

健肢にしっかりと体重を乗せて回転させる

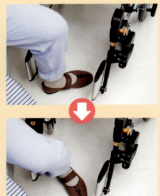

POINT
- 健肢にしっかりと体重を乗せて回転させ、踵を車椅子側へ向ける。
患肢が床に着いて体重がかからないように注意する。

- ベッドに浅く腰かけると移乗しやすい。

❺

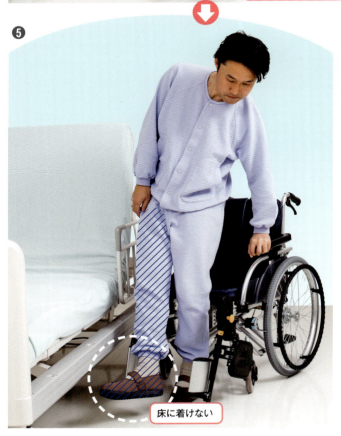

床に着けない

❹❺ 健肢に体重をかけて立ち上がる。立位になった際に、めまいなど体調の変化がないか確認する。車椅子側に背中が向くように、健肢を回転させる。

POINT
安全に移乗するために
- 車椅子とベッドのストッパー(ブレーキ)がかかっていることを確認する。
- 車椅子とベッドの高さがほぼ同じになるよう、調整する。
- 車椅子を健肢側の適切な位置に置く(ベッドに対して20〜30度の角度)。

リハビリテーション期のケア

❻

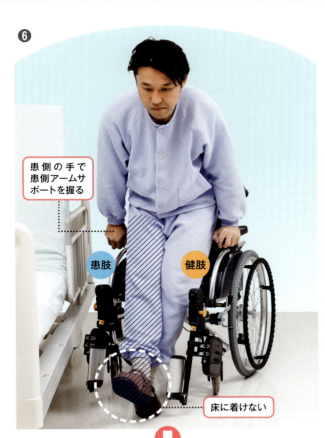

患側の手で患側アームサポートを握る

患肢　健肢

床に着けない

CHECK!
膝伸展保持が必要な場合

膝蓋骨骨折、膝蓋骨脱臼、膝蓋腱断裂、重度のオスグッド・シュラッター病など、膝伸展機能が破たんした症例では、フットサポートを挙上して膝を伸展させる。

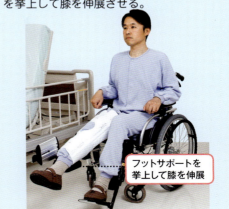

フットサポートを挙上して膝を伸展

❻ 健側の手で健側アームサポートを握り、患側の手で患側アームサポートを握る。この時、患肢が床に着かないよう注意する。

⬇

車椅子にゆっくりと腰を下ろす。

❼ 健肢で患側のフットサポートを下げ、患肢をフットサポートに乗せる。

❼

POINT
- ゆっくり腰を下ろすよう指導する。
- 看護師が見守る場合は、患者を支えられる位置に立つ。

患肢をフットサポートに乗せる

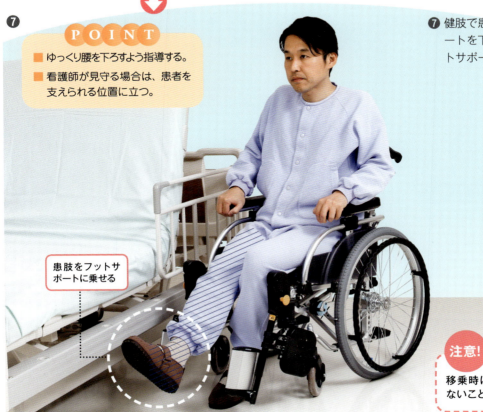

注意!
移乗時に、車椅子が動かないことを確認しておく。

107

CHAPTER 4

歩行補助具

歩行補助具とは、歩行障害がある患者の歩行能力を向上させるために用いる器具であり、杖や歩行器が該当する。
杖には松葉杖、T字杖、ロフストランド・クラッチなどがある。歩行器にも四輪型、二輪型、固定型、交互型がある。杖・歩行器ともに、患者の状態に合わせて選択する。

杖

松葉杖

松葉杖は体重を上肢で支持し、バランスを保持して歩行するための補助具として用いられる。整形外科疾患では、下肢のどちらか1側が障害された場合の3点歩行が主に行われる。松葉杖を用いると片足で歩行できるため、免荷歩行が可能となり、活動範囲が拡大する。

- ねじのゆるみに注意
- 杖の長さ、握り手の位置を調整できる
- 床との接触面に杖先ゴムを装着

POINT
杖先ゴムの擦り減りに注意!
■ 杖先ゴムが擦り減っていないかを確認し、擦り減りがあれば、新しいものに交換する。

○ / ×

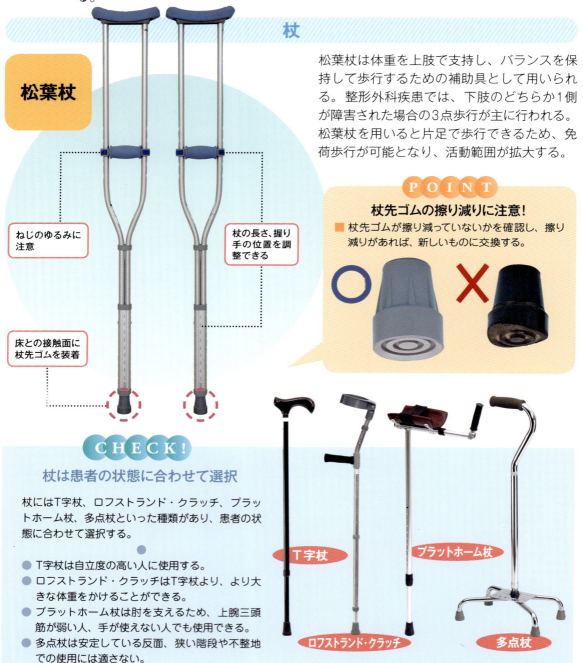

CHECK!
杖は患者の状態に合わせて選択

杖にはT字杖、ロフストランド・クラッチ、プラットホーム杖、多点杖といった種類があり、患者の状態に合わせて選択する。

- T字杖は自立度の高い人に使用する。
- ロフストランド・クラッチはT字杖より、より大きな体重をかけることができる。
- プラットホーム杖は肘を支えるため、上腕三頭筋が弱い人、手が使えない人でも使用できる。
- 多点杖は安定している反面、狭い階段や不整地での使用には適さない。

T字杖 / ロフストランド・クラッチ / プラットホーム杖 / 多点杖

リハビリテーション期のケア

松葉杖の合わせ方

❶ 松葉杖の先端を、つま先の15cm前方・外側に置く。

❷ 松葉杖上部は、腋窩から2～3横指空けた位置に置き、握り手は肘が30度屈曲する高さで、大転子の高さとなるよう位置を調節する。

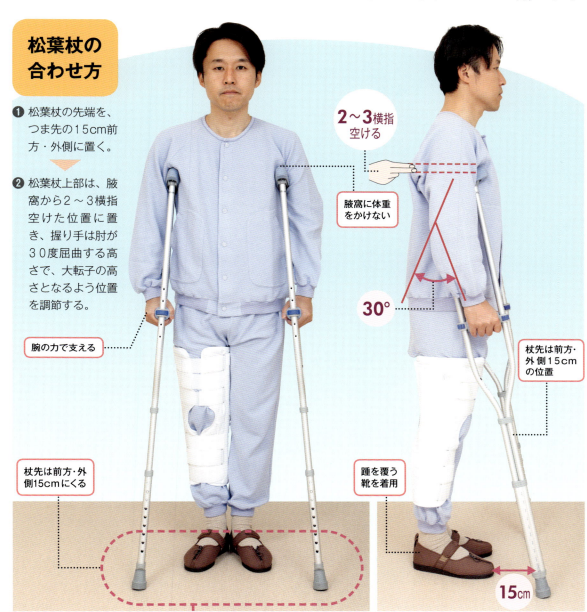

- 腕の力で支える
- 2～3横指空ける
- 腋窩に体重をかけない
- 30°
- 杖先は前方・外側15cmの位置
- 杖先は前方・外側15cmにくる
- 踵を覆う靴を着用
- 15cm

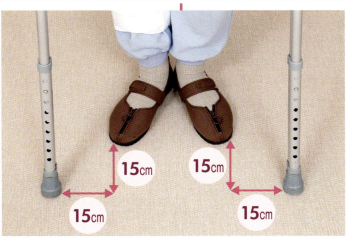

15cm / 15cm / 15cm / 15cm

POINT

- 杖の上部は腋窩から2～3横指空ける。腋窩で体重を支えず、腕で支えるよう注意！
- 杖先は15cm前方・外側となるよう調整。
- 肘が30°屈曲し、握り手の位置が大転子の高さにくるよう調整。
- 杖の長さ、握り手の高さが合わないと、歩行が不安定となり、転倒の原因となる。

CHAPTER 4

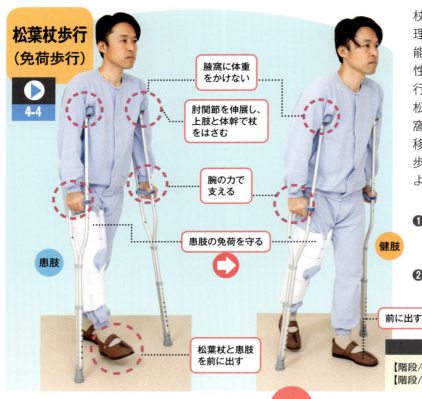

松葉杖歩行（免荷歩行）

杖歩行は、患者が歩行手順を理解していること、立位保持能力、立ち上がり動作の安定性があることを確認してから行う。

松葉杖は腕の力で動かし、腋窩ではなく腕に体重をかけて移動するよう指導する。

歩行の際の目線は前方を見るようにする。

❶ 両松葉杖と患肢を同時に前に出す。

❷ 腕に体重をかけ、患肢の免荷を守りながら健肢を前に出す。

階段・段差での歩行順序
【階段/上り】①健肢→②両松葉杖＋患肢
【階段/下り】①両松葉杖＋患肢→②健肢

POINT
- スリッパではなく、踵を覆う靴を着用し、動きやすい服装を整える。
- 腋窩に体重をかけず、腕の力で体重を支える。
- 普段の歩幅と同じ間隔で、松葉杖を前に出す。
- 患肢の免荷を守る。
- 片松葉杖の場合は健側につく。

注意！　安全に歩行するために
- 立ち上がり動作、立位保持が不安定だと転倒の危険が！
- 杖の長さ、高さが合わないと不安定で転倒しやすい！
- 杖先ゴムが擦り減っていると滑りやすく危険！
- 床がぬれていたり障害物があると転倒の原因に！
- 腋窩に体重をかけると、神経麻痺や皮膚損傷の原因に！
- 患肢の免荷を守らないと、再骨折の危険が！

STUDY　免荷の種類

●部分体重負荷（Partial Weight Bearing：PWB）
患肢に体重の一部のみ荷重をかけることであり、患肢に荷重コントロールが必要な状態。部分荷重訓練は、患肢の荷重量を段階的に増加させていく訓練方法であり、患肢にかかる圧縮応力を減少させることが目的である。

一般的に荷重量は体重の1/3、1/2、2/3と段階的に増加していくことが多いが、転位などの骨折の重症度や年齢、活動量、認知機能などを総合的に医師が判断し、決定される。

部分体重負荷での歩行様式
① 1/3PWB：両松葉杖で足趾接地歩行を行う。
② 1/2PWB：両松葉杖で3点歩行を行う。
③ 2/3PWB：片松葉杖で2点歩行を行う。

●完全免荷
患肢にまったく体重をかけない状態。

●全荷重
患肢への荷重量に制限がない状態。

リハビリテーション期のケア

T字杖

T字杖は、杖と床面の間を手のみで保持するもので、握りの形状がT字をしている。握る横棒が斜めになっているのは、手掌のクリースの橈骨側と尺骨側の結線に合わせるためである。T字杖はほかの杖に比べて軽いため、身体の動きを妨げることが少ない。

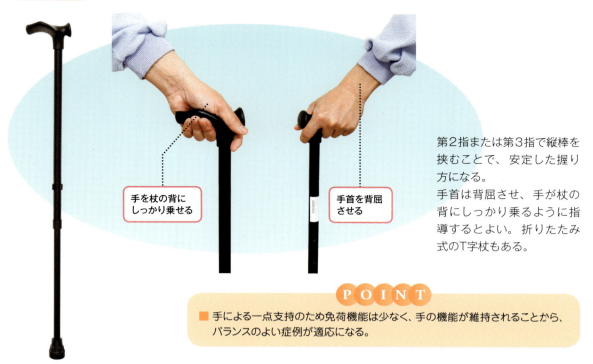

第2指または第3指で縦棒を挟むことで、安定した握り方になる。
手首は背屈させ、手が杖の背にしっかり乗るように指導するとよい。折りたたみ式のT字杖もある。

POINT
- 手による一点支持のため免荷機能は少なく、手の機能が維持されることから、バランスのよい症例が適応になる。

T字杖の合わせ方

T字杖の先端を、足部から15cm前方・外側に置く。握り手は、肘が30度屈曲する高さで、大転子の高さとなるように位置を調整する。

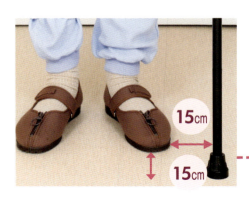

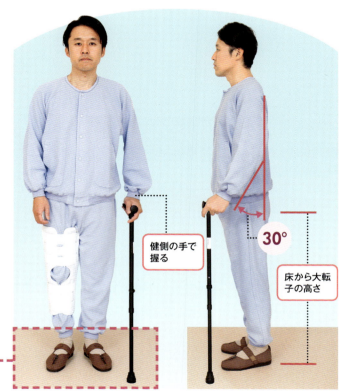

CHAPTER 4

T字杖歩行

▶ 4-5

T字杖歩行には、3動作歩行と2動作歩行の2種類がある。
初めて杖歩行をする際や、バランスがとりにくい、下肢の痛みの強い場合は、まず、3動作歩行をする。3動作歩行は、2動作歩行に比べて支持基底面が広くなるため安定しているが、速く歩くことは困難である。

3動作歩行 ①杖→②患側下肢→③健側下肢

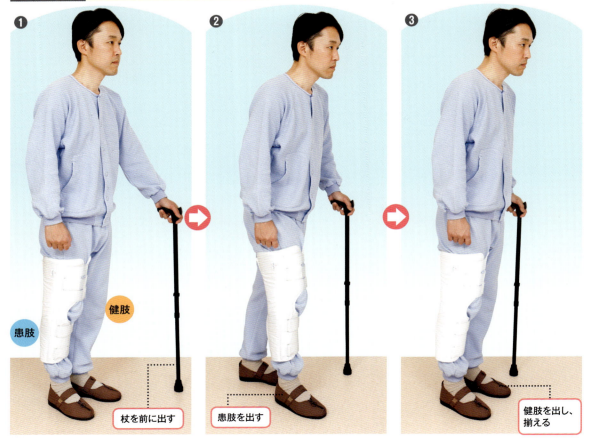

❶ 健側の手で杖を握り、杖を前に出す。
❷ 患肢を前に出す。
❸ 続いて健肢を前に出し、患肢と揃える。

3動作歩行 ①杖→②患側下肢→③健側下肢

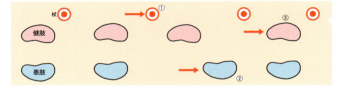

2動作歩行 ①杖・患側下肢→②健側下肢

3動作歩行が安定したら、2動作歩行の練習を行う。
2動作歩行は、より早く歩くことができるが、より高いバランス能力が必要となる。

2動作歩行 ①杖・患側下肢→③健側下肢

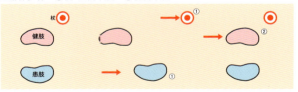

リハビリテーション期のケア

歩行器

歩行器の種類

歩行器は、下肢の筋力や立位歩行能力の低下した患者が、安全に歩行訓練を行うために用いる。転倒防止、歩行時の安全を考慮して設計されている。

歩行器にはさまざまな種類があり、患者の認知度、歩行器を挙上する上肢の筋力、使用する場所などを考慮して選択する。

四輪型（腰かけなし）
- 前腕で体重を支持しながら車輪を動かし、歩行する。

ハンドルを両手で握る

固定型
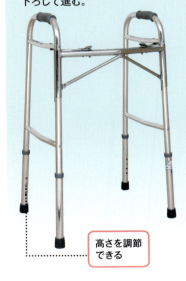
- 4脚が固定され、持ち上げては下ろして進む。

高さを調節できる

二輪型
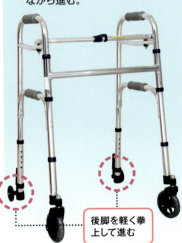
- 後ろの2脚を持ち上げ、浮かせながら進む。

後脚を軽く挙上して進む

交互型
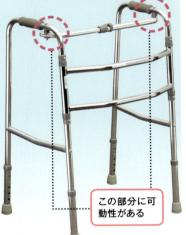
- 4脚が固定され、左右を交互に浮かして持ち上げながら進む。

この部分に可動性がある

四輪型（腰かけあり）
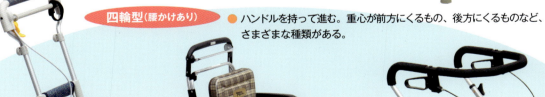
- ハンドルを持って進む。重心が前方にくるもの、後方にくるものなど、さまざまな種類がある。

CHAPTER 4

歩行器での歩行

患者は歩行器のフレーム内に身を置き、歩行器を持ち上げながら、もしくは押しながら進む。

POINT
- 歩行時は足元を見ず、目線を上げて前方を見る。
- 歩行状態が安定するまでは、看護師が見守る中で歩行する。
- 夜間、トイレへの移動時は、必ず看護師が付き添うことを承諾してもらう。

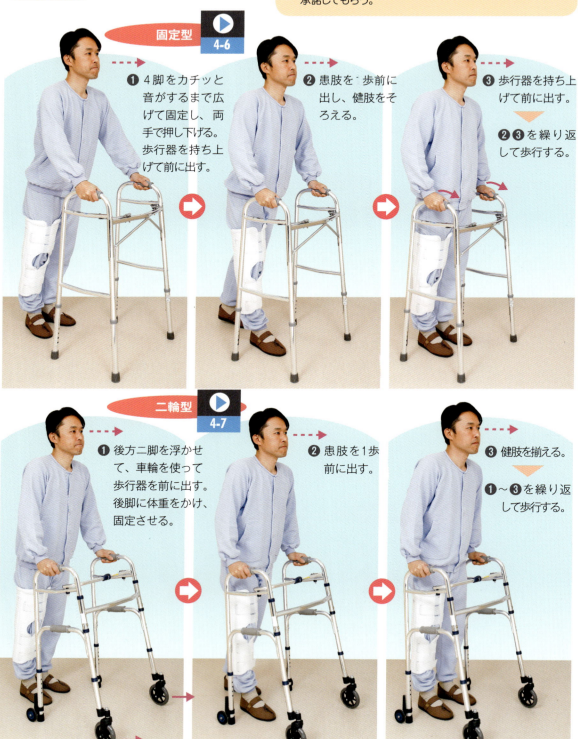

固定型 4-6

❶ 4脚をカチッと音がするまで広げて固定し、両手で押し下げる。歩行器を持ち上げて前に出す。

❷ 患肢を一歩前に出し、健肢をそろえる。

❸ 歩行器を持ち上げて前に出す。

❷❸を繰り返して歩行する。

二輪型 4-7

❶ 後方二脚を浮かせて、車輪を使って歩行器を前に出す。後脚に体重をかけ、固定させる。

❷ 患肢を1歩前に出す。

❸ 健肢を揃える。

❶～❸を繰り返して歩行する。

リハビリテーション期のケア

装具

装具は、医師が疾患に対する適応を決定し、その処方をもとに義肢装具士が製作する。
四肢や体幹に機能障害を抱える患者の機能維持、補助を目的に使用する。
①体重の支持（免荷）、②患部の固定、③変形の矯正・予防などを目的とし、保存療法として、また残存機能を増大させる手段として用いられる。

※装具によって、療養費の支給対象となるもの、ならないものがある。
（参照：厚生労働省「療養費の支給対象となる既製品の治療用装具について」）

装具の原則
- 装具を装着する際は、変形の予防・矯正・支持・固定が効果的に行われ、装着時に違和感がないことが望ましい。3点固定がなされていることが原則である。
- 3点固定とは、1点に対する力と、その点から離れた逆方向の2点に対する力の3点に働く力により支持や矯正を得る方法である。

3点固定が原則

装具装着時は、3点固定が守られていることを観察する。

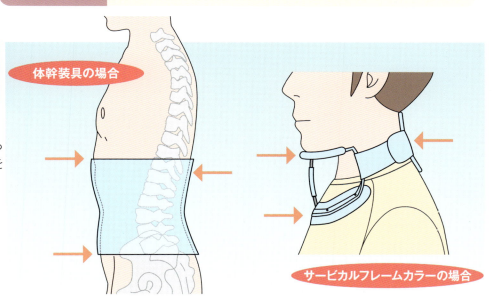

体幹装具の場合　　サービカルフレームカラーの場合

POINT
装具装着時のケア
- 装具による皮膚障害を予防するため、必要に応じて装着時には皮膚保護材、ガーゼやタオルを用いて圧迫を予防する。
- 1日1回は装着部位を清拭し、清潔を保持する。
- 装具を取り外した際は、圧迫感や摩擦による痛み、皮膚障害の有無を観察する。
- 体幹コルセットを装着する際は直接皮膚に当てず、肌着やシャツを1枚着用する。
- 患者が装具の「当たり感」を訴える場合は、部位を確認して義肢装具士に相談し、修理する。
- 装具を装着していない部分は、可能な限り自動運動を行うよう指導し、筋力の耐久性の維持増強、関節拘縮の予防をはかる。

CHAPTER 4

STUDY　装具による皮膚障害が起こりやすい部位

装具装着の際に、骨突出部位と装具辺縁が当たる部分を下の図に示す。
装具やギプスなどに硬性の素材が用いられていたり、固定・安静のために圧迫をかけている場合には、皮膚に圧力・摩擦力（剪断応力）がかかっている。それらは循環障害を引き起こすことがあるため、褥瘡管理と同様に、皮膚状態の観察を適宜行う必要がある。
神経障害や感覚障害を起こしている場合などは、患者自身が痛みに気付けないこともあるため、特に注意が必要である。
また、装具を新たに作製・装着した際や、浮腫の増減などによる体形変化、発汗などによる皮膚の湿潤状態にも注意して観察することが大切である。

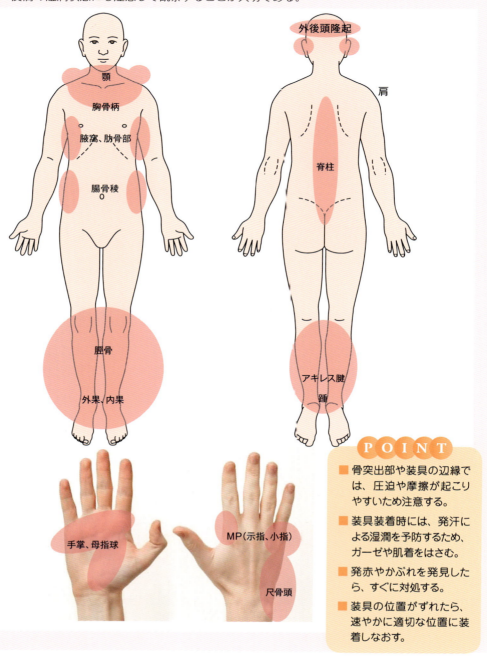

POINT

- 骨突出部や装具の辺縁では、圧迫や摩擦が起こりやすいため注意する。
- 装具装着時には、発汗による湿潤を予防するため、ガーゼや肌着をはさむ。
- 発赤やかぶれを発見したら、すぐに対処する。
- 装具の位置がずれたら、速やかに適切な位置に装着しなおす。

リハビリテーション期のケア

頚椎装具（あご受けあり）オルソカラー

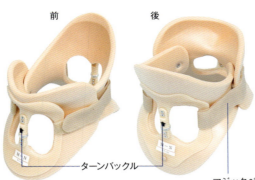

オルソカラーは、頚椎疾患の術後に用いられることが多い。前後のターンバックルを調整することで、頭部の重量の負担を軽減できる。
頚椎ヘルニアによる頚部神経根症では、頚椎を前屈位に固定し、やや牽引力を作用させることによって、疼痛を改善させることが多い。

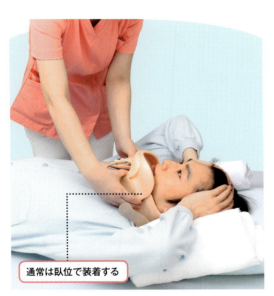

通常は臥位で装着する

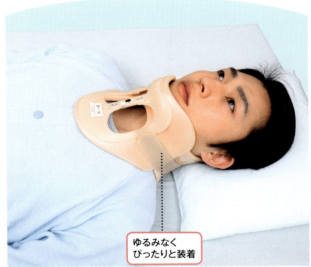

ゆるみなくぴったりと装着

❶ ターンバックルを回して、前後の高さを調節する。

❷ 後部から頚部を包み込むように当て、続いて前部を装着する。

POINT

- ターンバックルやマジックテープの調節は、医師の指示を仰ぐ。
- 装着の際は、前後・上下を間違えないように注意する。
- ゆるみなく、ぴったりと装着させる。
- 蒸れ予防のために、内面にガーゼや手拭いなどを当てるとよい。
- 外す際に片側のマジックベルトのみ外すと、再装着時につけやすい。

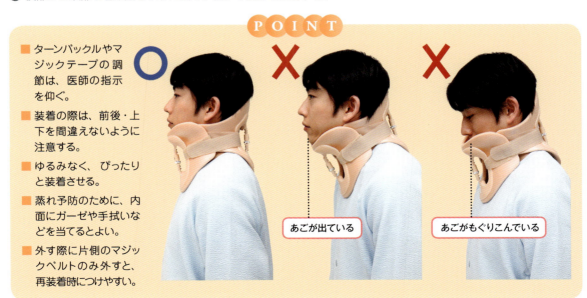

あごが出ている / あごがもぐりこんでいる

CHAPTER 4

頚椎装具（あご受けあり）フィラデルフィアカラー

フィラデルフィアカラーは、頚椎の前後方向と回旋を制限する。頚椎の手術後、一定期間の安静に用いられ、ソフトカラーよりも頚椎の固定性がよい。前後に開いた穴から、創部のチェックが可能である。

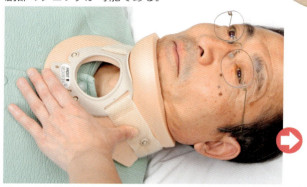

後ろカラー / 前カラー / マジックベルト

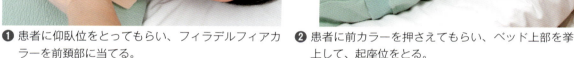

患者に押さえてもらう / ゆっくり上体を挙上する

❶ 患者に仰臥位をとってもらい、フィラデルフィアカラーを前頚部に当てる。

❷ 患者に前カラーを押さえてもらい、ベッド上部を挙上して、起座位をとる。

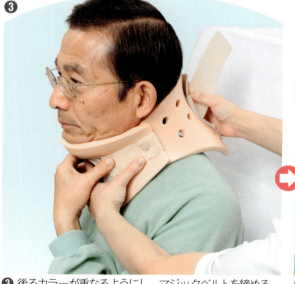

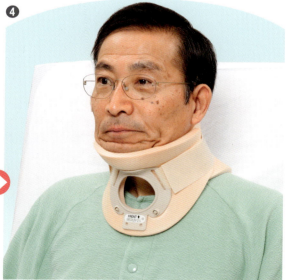

❸ 後ろカラーが重なるようにし、マジックベルトを締める。

❹ 下顎が正しい位置で固定されていることを確認する。

POINT

カラー装着時の留意点

- 頚椎の固定具は受傷時期により、また必要に応じて、固定力の弱いものへと移行する。
- 固定用マジックベルトの締めすぎに注意し、苦しくないか尋ねる。
- 素材により皮膚にアレルギーを起こす場合がある。ガーゼなどで装具内側を保護し、適宜洗浄して皮膚障害を予防する。
- 足元が見えないため、環境整備をし、転倒を防止する。

リハビリテーション期のケア

頚椎装具（あご受けなし） ソフトカラー

ソフトカラーは、頚椎安定の目的で用いられる。布製で、皮膚にソフトな感触である。

POINT
- カバーを外して洗濯をし、清潔を保持する。

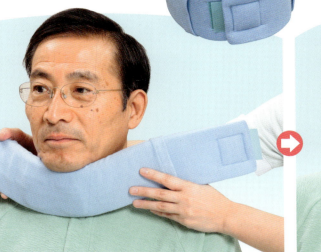

❶ ソフトカラーのくぼみと下顎を合わせて装着する。

❷ マジックテープを後頚部でとめる。

頚椎装具 サービカルフレームカラー

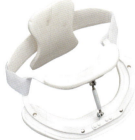

フレームカラーは、頚椎の固定のために用いられる。前・後屈だけでなく、種類によっては側屈・回旋も制限される。

POINT
- 下顎固定部や鎖骨部の圧迫に注意する。

❶ 装着前に、各パーツをしっかり固定する。

❷ 仰臥位でフレームカラー前部を前頚部に当てる。

❸ 患者にカラーを押さえてもらい、上体を挙上する。

❹ カラー後部を取り付けベルトで締める。

❺ 下顎が正しい位置で固定されていることを確認する。

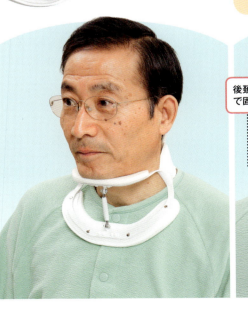
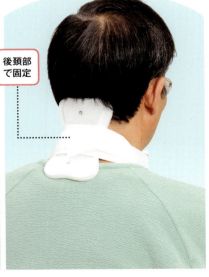

CHAPTER 4

腰椎硬性コルセット

4-8

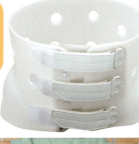

硬性コルセットは、圧迫骨折、化膿性脊椎炎や広範囲な脊椎手術後に用いられる。体幹の固定、体重の支持、円背や側弯の変形の予防と矯正を目的とする。

POINT
- 直接皮膚に当てず、肌着やシャツ1枚を着て装着。
- 硬性コルセットと体幹がフィットしていないと、皮膚障害の原因となる。

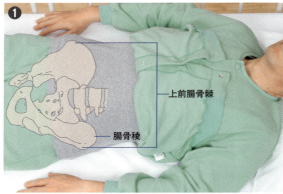

❶ 上前腸骨棘と腸骨稜の位置を確認する。患者に側臥位になってもらう。

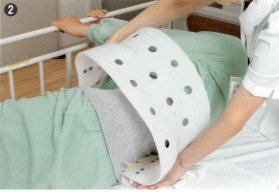

❷ 硬性コルセットの後方部分で背中を包み込むようにして、体幹に当てる。

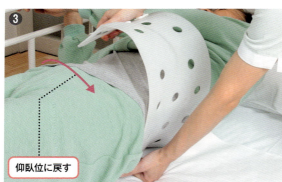

❸ 硬性コルセットを後方から当てた状態のまま、患者を仰臥位に戻す。

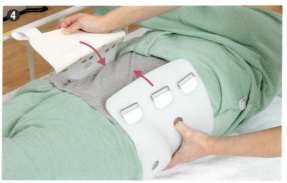

❹ 硬性コルセットを両側から寄せて、前面で合わせる。再度、上前腸骨棘の位置を確認し、硬性コルセットを調整する。

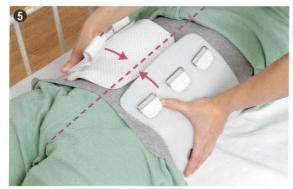

❺ 硬性コルセットを体幹にフィットさせる。固定ベルトの位置が体の中央にきていることを確認する。

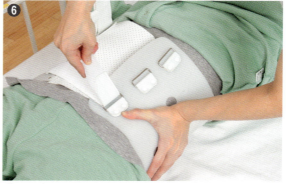

❻ 固定ベルトは真ん中付近を仮どめし、位置を合わせ、下から順に締めていく。

リハビリテーション期のケア

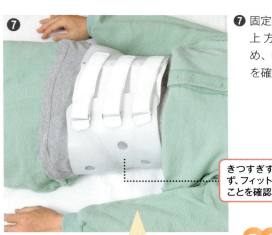

❼ 固定ベルトを上方まで締め、装着状態を確認する。

きつすぎず、緩すぎず、フィットしていることを確認

CHECK! 固定ベルトの締め方

- 原則として、下から締める（骨盤に固定して、コルセットの位置を決めるため。きつく締めても臓器への影響が少ない）。
- いちばん下のベルトは、上にずれないように強めに締める。
- 上部のベルトは、胃や肋骨などの位置と重なるため、さらに余裕を持たせて締める（深呼吸ができる程度）。

POINT 装着状態を確認!

- 圧迫による嘔気・気分不快はないか？
- 硬性コルセットと体幹がフィットしているか？ フィットしていないと褥瘡や皮膚障害の原因となる。
- 上肢の運動障害、股関節屈曲の制限はないか？
- 衣類のボタンや大きなしわが肋骨などに当たっていないか？ コルセットに押されて褥瘡などの原因となる。

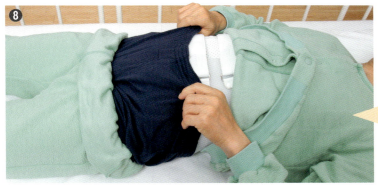

❽ 肌着の上に硬性コルセットを着けたら、その上にパンツ、ズボン、上着の順に重ねる。

POINT

- 排泄時は、後始末の際などに介助が必要である。
- コルセットが上にずれないように、下端のベルトを強めに締めて骨盤にしっかりと固定する。上に行くほど、やや緩めに締める。

CHECK! 硬性コルセット装着時の注意点

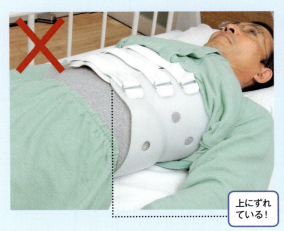

上にずれている！

- 長時間の座位で、コルセットが上にずれることがある。装具を適切な位置に戻し、ベルトを締め直す。
- 臥床時にコルセットを装着する必要はないが、実際には着け外しの手間を省くため、装着したままの場合がある。この場合は、コルセットの圧迫による皮膚障害がないか、観察する必要がある。
- 前胸部の圧迫感などの異常を訴える場合は、過剰な圧迫がないか観察し、医師・義肢装具士に相談する。
- 歩行に不安のある場合は、四輪歩行器などで補助し、転倒の危険を回避する。下を向きにくいため、足元の障害物を除去する。
- 階段の下りがこわいと訴える患者が多い。手すりを使って練習する。

CHAPTER 4

腰椎軟性コルセット

4-9

軟性コルセットは腰椎の運動を制限し、腹腔内圧を上昇させ、脊椎やその周辺の筋肉への負担を軽減させることを目的に使用される。

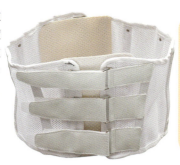

POINT
- 皮膚障害の有無を観察。
- 座位でコルセットの下端が大腿部の上縁に軽く触れる程度が適切。
- 臥床時に装着したままの患者では、圧迫により褥瘡ができる場合があるので注意する。

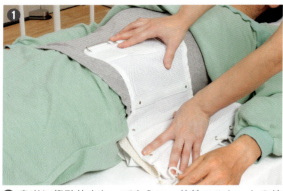

❶ 患者に仰臥位をとってもらい、軟性コルセットの前面を腹部の半分に当てる。

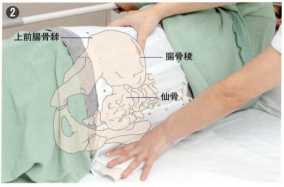

❷ 患者に側臥位をとってもらい、コルセットの中心を腰椎に当てる。下方は腸骨稜・仙骨を十分に覆う。

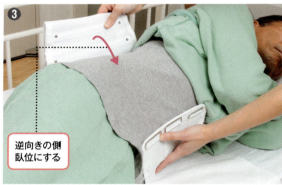

逆向きの側臥位にする

❸ 患者に看護師側に向いた側臥位をとってもらい、コルセットの前面、残り半分をくぐらせる。

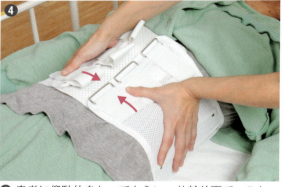

❹ 患者に仰臥位をとってもらい、体幹前面でコルセットを両側から合わせる。

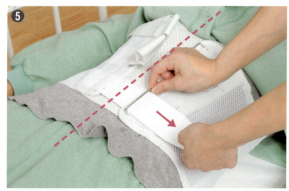

❺ 固定ベルトは真ん中付近を仮どめし、位置を合わせ、下から順に締めていく。

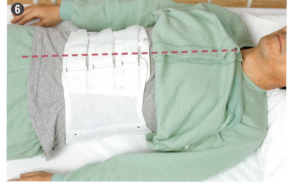

❻ 装着状態を確認する。側面は腸骨稜を、臀部は仙骨を十分覆い、コルセットの中心と腰椎が合っていることを確認する。

リハビリテーション期のケア

腰部固定帯

腰部固定帯は、腰椎捻挫、腰椎椎間板ヘルニア、腰部筋筋膜炎、変形性腰椎症等の急性期腰痛や予防のために用いられる。腹圧を高め、腰部の安静を維持し、疼痛を軽減する。

上
下

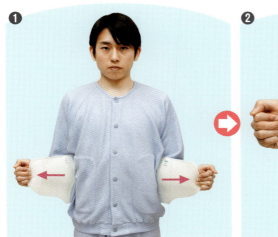

❶ 上下を確認し、下部が上前腸骨棘にかかる位置に調整し、中心を腰椎に合わせる。

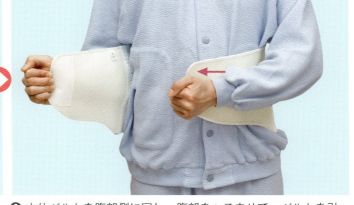

❷ 本体ベルトを腹部側に回し、腹部をへこませて、ベルトを引っ張りながら前で固定する。

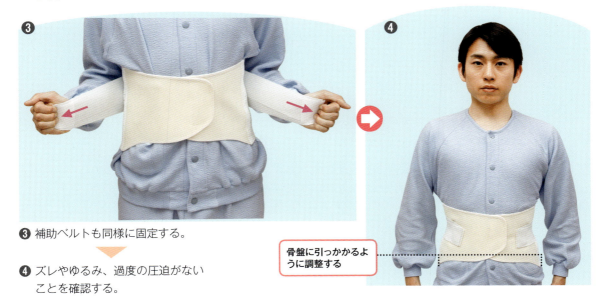

❸ 補助ベルトも同様に固定する。

❹ ズレやゆるみ、過度の圧迫がないことを確認する。

骨盤に引っかかるように調整する

POINT
■ 上部に巻きすぎると、胃を圧迫し苦しくなってしまう。

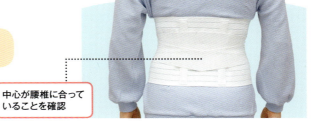

中心が腰椎に合っていることを確認

CHAPTER 4

鎖骨固定帯

鎖骨固定帯は、鎖骨骨折の場合に用いられる。胸を張った状態に保つことにより、骨折部の短縮転位を矯正する。
骨折部には当てず、肩関節を外旋位に保つために装着する。

POINT
- バンドの圧迫による皮膚障害に注意する。
- バンドの交換は、患者1人では行わず、必ず介助する。
- 固定後、マジックバンドに印を記入しておくと、交換時のずれを防止する目安となる。
- 医師の指示が出るまで、患側上肢は90度以上挙上しない。

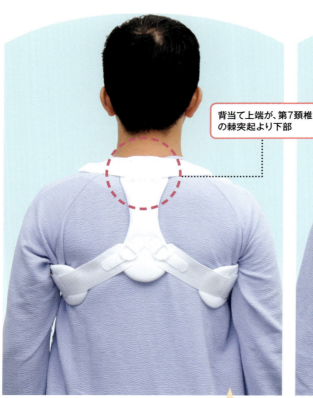

背当て上端が、第7頸椎の棘突起より下部

骨折部には当てない

❶ 背当ての上端が、第7頸椎の棘突起より下部に位置するように当てる。

❷ ベルトを肩→腋窩→背部へと回し、左右均等に締める。

注意!
胸を張った状態で装着しないと、骨折部の短縮や転位が生じやすいので注意!

POINT
装着の目的は骨折部の固定ではない
- 鎖骨固定帯は骨折部を固定するのではなく、肩関節の外旋位を保ち、動かしながら治療するための装具である。
- 背当ての上端が第7頸椎棘突起より下になるよう装着することで、胸鎖乳突筋の緊張をとり、胸を張った状態を維持できる。
- 受傷後は痛みにより患者が体を丸めてしまうため、背部にタオルを丸めて入れるなど、胸を張った状態を保つよう注意する。

第7頸椎より下に当てる

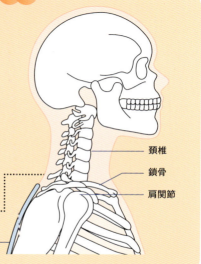

頸椎
鎖骨
肩関節
鎖骨固定帯

124

リハビリテーション期のケア

胸部固定帯

胸部固定帯は、肋骨骨折や胸部打撲傷、肋間筋挫傷、胸部手術後に用いられる。胸部を圧迫・固定することで、疼痛軽減をはかる。

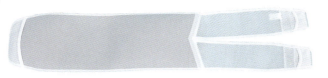

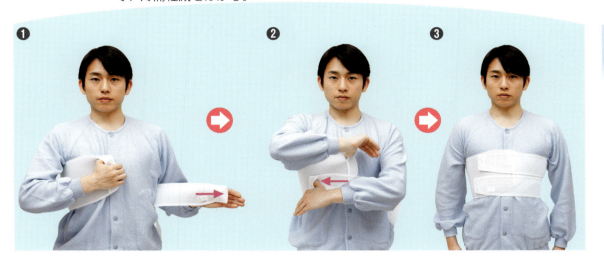

❶ バストバンドの前面を患部に当てる。

❷ 息を吐いた状態で、適度な強さで引っ張り固定する。

❸ ズレやゆるみ、過度の圧迫がないことを確認する。

POINT
- 呼吸が苦しくなるほど強く締め付けない。
- 女性専用の乳房を圧迫しない形状のものもある。

アームスリング

アームスリングは、肩関節亜脱臼、上肢の骨折などの際に浮腫予防・固定・転位予防のために用いる。肘関節を屈曲90度、肩関節を内旋位に保持してベルトを調節する。

POINT
三角巾固定を簡便に
- アームスリングを用いることにより、三角巾固定と同様の肢位固定を簡便に行うことができる。
- 装着時は、患者に座位または立位をとってもらい、肢位を整える。
- 患側手指の運動を行い血液循環を促して、関節拘縮を予防するよう指導する。

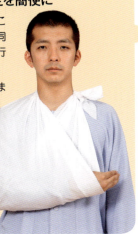

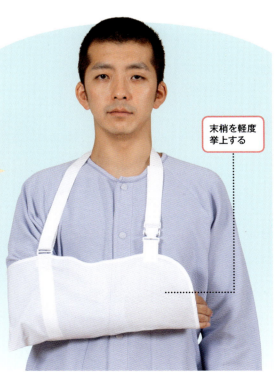

末梢を軽度挙上する

CHAPTER 4 リハビリテーション期のケア

CHAPTER 4

肩外転装具スリングショット3

肩腱板断裂術後や上腕骨大結節術後などに、肩関節の外転位を保持することで、術後の肩の安静位を保持し、ほかの関節に負担をかけないようにするために用いられる。
その他、肩関節脱臼後に外旋位を保持する肩装具などもある。

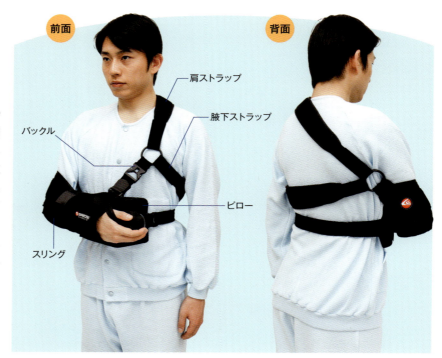

前面／背面　肩ストラップ／腋下ストラップ／バックル／ピロー／スリング

❶ ピローを骨盤のやや上にセットし、前腕をピローに固定して、スリングで包む。

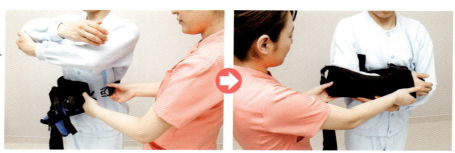

❷ スリングを前腕にしっかりと装着する。

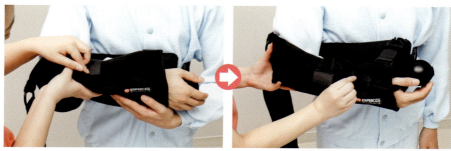

❸ 腋下ストラップと肩ストラップをかけ、バックルをとめる。

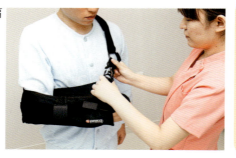

POINT

- 腋下ストラップを使用することで、患肢による負荷を分散し、頸・肩への負担を軽減する。
- 着脱時には、患側上肢を下垂させないように、枕や介助者で支える。
- 患肢を自動挙上すると、再断裂や疼痛増悪の危険性が生じるので、十分に注意する。

リハビリテーション期のケア

手関節固定装具 リストサポート2

リストサポート2は、手関節や筋腱・神経の障害により生じる関節の不安定性を矯正するために用いる。固定により運動を制限し、疼痛・炎症を軽減する。

❶ マジックベルトを外して、手関節をはさむようにリストサポート2を装着する。

❷ 中手指節関節（MP）部を露出して、マジックベルトを固定する。

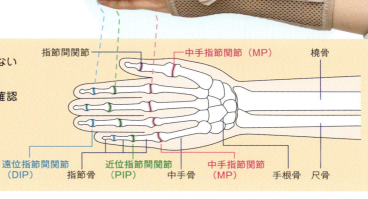

マジックベルト

POINT
- 尺骨骨頭や橈骨が、圧迫されていないか確認する。
- 手指の動きが妨げられていないか確認する。

指節間関節／中手指節関節（MP）／橈骨／遠位指節間関節（DIP）／指節骨／近位指節間関節（PIP）／中手骨／中手指節関節（MP）／手根骨／尺骨

股関節外転装具

股関節外転装具は股関節を任意の外転位に保持し、屈曲・伸展の角度を制限できる。人工股関節術後の脱臼予防や変形性股関節症などの疼痛緩和と、股関節の保護に用いられる。

❶ 腰部と大腿部を持ち上げるようにして、股装具の体幹部分を体の下からはめ込む。

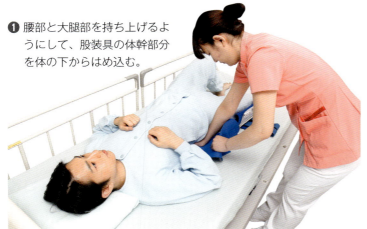

半硬性装具

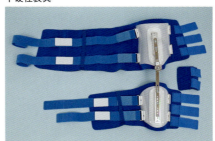

軟性装具

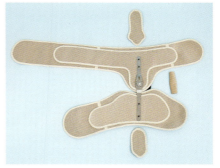

CHAPTER 4

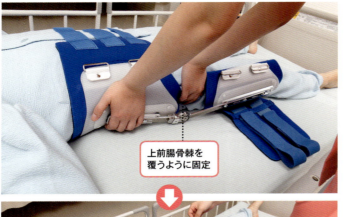

上前腸骨棘を覆うように固定

> **POINT**
> - 皮膚障害の原因となるため、装具を肌に直接装着しないようにする。あらかじめ、洋服・パジャマ・肌着などを必ず着用しておく。
> - 装具の股継手はロックをかけた状態で装着する。ただし、医師の指示による。座る時は、股継手のロックを解除する。
> - 装具装着途中に、脱臼肢位である股関節内転が生じないように、外転枕やクッションを両下肢の間に挟むとよい。
> - 股継手の角度は医師の指示に従う。

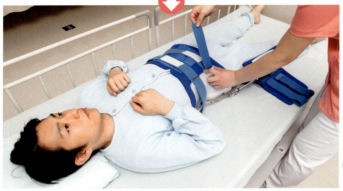

❷ 装具体幹部の下縁が、上前腸骨棘を覆うようにようにして、体幹部を固定する。

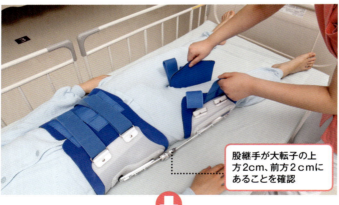

股継手が大転子の上方2cm、前方2cmにあることを確認

❸ 股継手が適切な位置（大転子の上方2cm、前方2cm）にあることを確認し、大腿部を固定する。

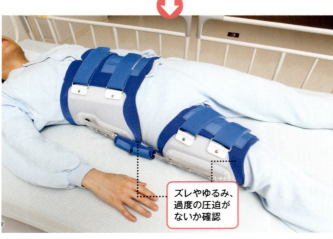

ズレやゆるみ、過度の圧迫がないか確認

❹ ズレやゆるみ、過度の圧迫がないことを確認する。

リハビリテーション期のケア

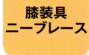

膝装具 ニーブレース

ニーブレースは主に膝蓋骨骨折、靭帯再建や半月板縫合などの手術後、一定期間下肢を安静に保ち、軽度屈曲位を保持して、過度の屈曲を予防するために用いられる。

金属が露出しやすいので注意

❶ ニーブレースを開いて、下肢を乗せる。

❷ 膝蓋骨の部分が露出するようニーブレースを前面で合わせる。

❸ マジックベルトを下方から順に締めていく。

POINT
- マジックテープの接着面にほこりがつかないよう管理し、きちんと密着することを確認する。
- 金属が露出していないことを確認する。
- 装着位置がずれると、腓骨神経麻痺を起こす危険性があるので注意。

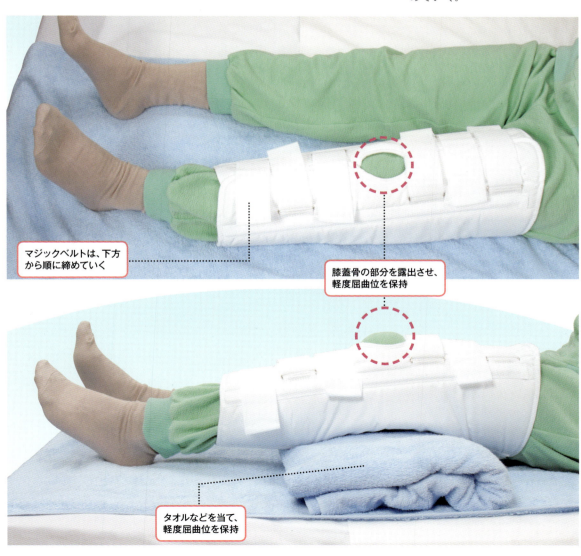

マジックベルトは、下方から順に締めていく

膝蓋骨の部分を露出させ、軽度屈曲位を保持

タオルなどを当て、軽度屈曲位を保持

CHAPTER 5 大腿骨頚部骨折
疾患編

本章では、整形外科疾患の中でも、特に高齢者に頻度の高い大腿骨頚部骨折を例に、入院時から退院指導まで、一貫したケアの流れを紹介する。

CASE

70歳代・女性。独居。夫は他界。
長男（40代）・長女（40代）が隣町に在住だが、平日は仕事が忙しく面会に来ることができない。
普段のADLは自立。認知症なし。介護保険なし。
既往歴に高脂血症・高血圧症あり。
近医でエパデール・アムロジピンを処方され内服中。
自宅玄関前の階段で転倒し、直後から右股関節の疼痛あり、体動困難となる。
近所の人が救急車を要請し、救急外来受診。
X線検査で右大腿骨頚部骨折と診断され、手術目的（人工骨頭挿入術）で入院となる。

診断

・検査…単純X線検査で両股関節正面像と患側股関節側面像（軸位像）を撮影。
（単純X線検査で診断可能であるが、X線像で骨折が明らかではない場合には、MRI・CT・骨シンチグラフィー検査が有用。）

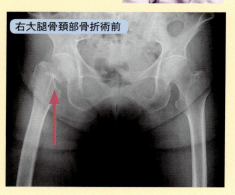
右大腿骨頚部骨折術前

入院時のケア

受け入れの準備
救急外来（ER）から病棟へ入院連絡が入る。その後、入院患者受け入れの準備を行う。

体圧分散寝具の選定
まず、患者に合わせたマットレスの選定を行う（P.71参照）。

ベッドへの移乗
救急外来の看護師が患者をストレッチャーで搬送してくる。
ストレッチャーからベッドへ移乗を行うため、患肢を保持し、看護師数人でスライダーを使用して移乗を行う。

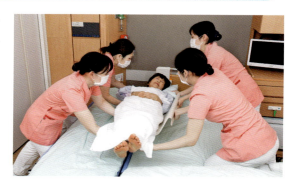

疾患編 大腿骨頚部骨折

救急外来看護師からの申し送り
その後、救急外来の看護師から、受傷から入院に至るまでの経過の申し送りを受ける。

情報収集
本人から既往歴や現在内服している薬剤（持参薬）の確認を行う。
また、緊急時の連絡先や、キーパーソン・家族構成・自宅構造・普段のADL状況・介護保険や利用しているサービスの情報収集を行う。

本ケースの例

- 患者は独居。自宅に階段があり、手すりはない。
- 子供たちは平日仕事をしているため協力が得られにくく、退院後すぐに自宅へ戻ることは困難。

介護保険の申請、リハビリテーション病院への転院、住宅改修の必要性などが考えられるため、入院時にMSWに介入を依頼し、退院調整をする。

POINT
- 入院時から退院後の生活を考えた情報収集を行う。
- 必要時はMSWと連携を図り、早期から退院調整をしていく。

全身状態の観察、バイタルサイン測定
患者の全身状態の観察を行い、バイタルサインを測定する。

観察項目
呼吸状態、意識レベル、疼痛の部位・程度、患部の腫脹や熱感、外傷の有無、足背動脈の触知、患肢の皮膚冷感やチアノーゼ、足趾運動

足背動脈の触知を確認するため、足背動脈にマーキングを行う。

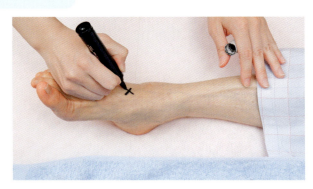

着替え
患者の着替えを実施する。大腿骨頚部骨折では、下肢の痛みが強く、腰上げができないため、病衣は着物タイプとし、必要時テープ式のオムツを選択する。

安静度、ナースコールの説明
患者に安静度について説明し、痛みが強い時やトイレに行きたい時など、何か用がある時には必ずナースコールを押すように説明する。

CHAPTER 5

手術の準備

同意書の確認

入院後、手術日・術式が決定しだい、主治医が患者・家族へ手術について説明を行い、手術同意書の署名を確認する。

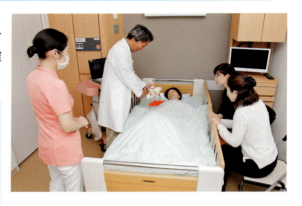

CHECK!

手術を行う上で輸血をする可能性がある場合には、輸血についても説明を行い、輸血同意書の署名を確認する。その際に、地域連携パスについても家族へ説明し、同意を得て署名してもらい、確認する（地域連携パスについてはP.145参照）。

手術日までに、麻酔科医から患者・家族へ麻酔について説明を行い、麻酔同意書の署名を確認する。手術当日に内服する薬を麻酔科医が指示し、看護師が確認する。

術前検査

検査項目　採血（感染症や凝固系の検査は必須、輸血に備えて血液型と交差適合試験も必要）、12誘導心電図、肺気量、患部・胸部・腰部の単純X線検査、身長・体重（麻酔薬の量を決めるため）、必要時心臓超音波。

持参薬の確認

入院時に内服している薬（持参薬）の確認を行い、継続して内服する薬を主治医に確認する。抗血栓薬を内服している場合、手術何日前から休薬を行うかを確認する（P.70参照）。今回の事例では、エパデールを内服しているため、術前7～10日前から休薬を行う。

術前オリエンテーション

手術前日から術後の流れについて、手術前日までに病棟看護師が患者・家族へ説明する。

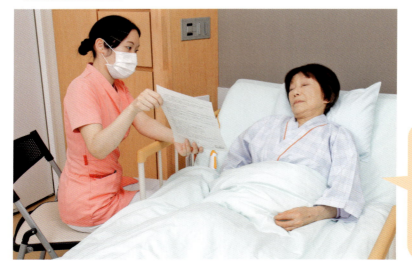

POINT
術前オリエンテーションで説明する主な内容

- 手術時間、禁飲食、安静度、術後に行う検査、疼痛時の対処方法、清潔ケアの方法、術後使用する外転枕、脱臼予防など。

疾患編 大腿骨頸部骨折

術前の援助

疼痛緩和
鎮痛剤を内服していない場合、入院後に医師から鎮痛剤を処方してもらい、疼痛緩和をはかる。定時の内服薬でも疼痛が緩和されない場合には、疼痛時指示の薬剤の使用を検討する。

排泄の援助
排泄の援助は基本的にベッド上で行う。腰を上げることによって疼痛を伴うため、排尿に関しては膀胱カテーテル留置が望ましい。テネスムス（膀胱いきみ症状）が強く、留置を希望しない患者や、せん妄状態で自己抜去する危険性がある場合は、尿器またはテープ式おむつを選択する。
患者本人が尿意や便意を自覚し、排泄行動に問題ない場合は、基本的にはおむつを使用する必要性はない。

おむつを使用しない患者の排尿の際は尿器を使用するが、女性の場合、痛みを伴う時にはおむつを選択する。
男性も尿器を用いるが、腰上げなどの動作がないため痛みを伴わない。
一方で、女性の場合は臀部に便器を差し込む必要があるため、適切な便器を選択する。便器を入れる際に疼痛を伴うため、排泄を我慢する、食事を制限するなどの問題が出てくることがあり、注意が必要である。便秘予防のために、下剤や食事療法、水分摂取などで、排便をコントロールすることも必要となる。

CHECK!
おむつの使用にあたっては、吸水性に優れているものを選択し、臀部には撥水材を使用し、スキントラブルの予防を行う。

一般的な差し込み便器の場合

便器を当てる際は、可能であれば腹圧がかけられるよう無理のない範囲で、ベッドアップしてから行う。
患肢を上にし、看護師2名で側臥位をとり、肛門が便器中央に当たるように便器を挿入する。

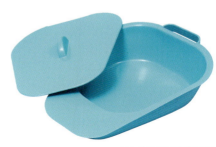

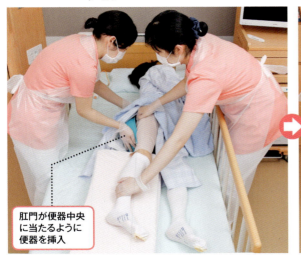

肛門が便器中央に当たるように便器を挿入

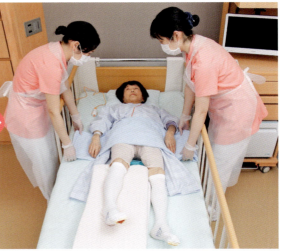

CHAPTER 5 疾患編 大腿骨頸部骨折

CHAPTER 5

腰上げが必要ない便器の場合

腰上げが必要ないタイプの差し込み便器は、仰臥位のまま臀部を上げずに足を広げて差し込む。受け口をベッドに押し付けるようにセットすることで、肛門の下に受け口が当たるようになる。

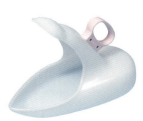

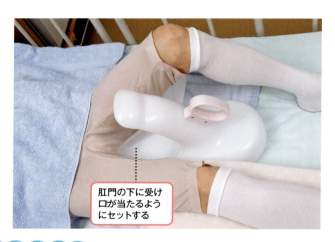

肛門の下に受け口が当たるようにセットする

CHECK!

排便の際は、基本的に直腸-肛門角が130°±15°で排泄がスムーズに行えるとされている。
臥床状態では、便が残ってしまうため、便秘や直腸障害となる。便器を使用することで腰部が上がり、的確な排便スタイルをとることができない状態になる。

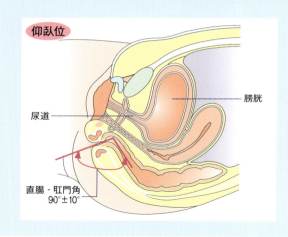

仰臥位　膀胱／尿道／直腸-肛門角 90°±10°

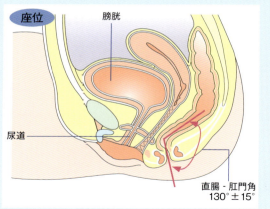

座位　膀胱／尿道／直腸-肛門角 130°±15°

| 清潔保持の援助 | 体動困難なため、基本的には全介助で行う。ベッド上で清拭・洗髪・陰部洗浄などを実施する。 |

↓

| 褥瘡予防 | 褥瘡予防のため、適宜体位変換を行う。患肢を保持し、看護師2人で体の軸をまっすぐに保ち、体位変換する。下側の肩・腸骨・膝の背抜きをする。背抜きをして、ベッドや車椅子などから一時的に離すことによって、ずれを解放する。ベッドアップ時・ベッドダウン時も背抜きをする。 |

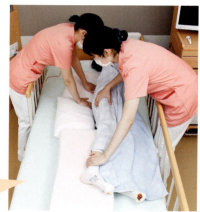

POINT
- 患肢を保持し、看護師2人で体位変換を行う。

疾患編 大腿骨頚部骨折

深部静脈血栓症予防
安静臥床により、深部静脈血栓症になる可能性がある。高齢であったり、既往歴によっては、その可能性が高くなるため、弾性ストッキングを着用して予防する必要がある（P.78参照）。
また、ホーマンズ徴候＊の観察を行う。

＊膝関節を伸展した状態で足首の底背屈運動を行い、下腿三頭筋に痛みを感じれば陽性となる。これにより、深部静脈血栓症による静脈炎を検査することができる。

食事の援助
下肢の骨折のため、食事時はベッドアップを行い、ポジショニングを整え、セッティングを行う。疼痛が強く、ベッドアップが困難な場合は、食事形態を臥床食へ変更するなどし、必要時に介助を行う。

リハビリテーション
術前から廃用症候群予防のためのリハビリテーションを依頼されていることが多い。術前の安静度については、必ず医師に確認する。
人工骨頭挿入術の場合は、痛みに応じて車椅子移乗が可能な場合もある。

不安への援助
骨折により、痛みが強いことや思うように身体が動かないこと、手術や今後のことを考えると、患者の不安が強くなってくる。
話を傾聴することや、丁寧にわかりやすく説明すること、気分転換が図れるようにすることで、不安の軽減に努めていくことも大切である。

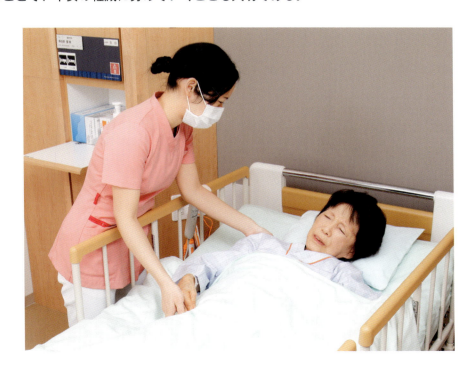

せん妄予防
安静による臥床期間が長い場合には、せん妄が現れる危険性が高い。病室に時計やカレンダーを置いて時間感覚を持たせ、休日に家族に面会に来てもらい会話することや、日光を浴びるなどの刺激を与えていく工夫を行う。

135

CHAPTER 5

術前日のケア

清潔ケア 術前日は、身体を清潔にするために可能な限りシャワー浴を行う。シャワー浴の際は、シャワーベッドまたは機械浴を使用する。

睡眠ケア 患者が眠れない場合は医師に確認し、睡眠導入剤の使用を検討する。

術当日―術前のケア

手術直前までのケア

ケアのポイント

- 当日の朝からは禁飲食となる（術前日までに術前オリエンテーションで説明しておく）。
- 麻酔科医が指示した薬を内服させる。
- 手術日までに排便コントロールを行い、医師の指示で浣腸を実施する。
- 留置針を挿入し、術前指示の点滴を開始する。
- 手術室に行く前に排泄を済ませる。
- 手術室へ移動する直前にバイタルサインを測定する。
- 患者認証リストバンドを装着する。
- 装飾品（義歯・眼鏡・コンタクト・補聴器・ウィッグ・ヘアピン・化粧・マニキュア・指輪・時計・ネックレスなど）を除去する。

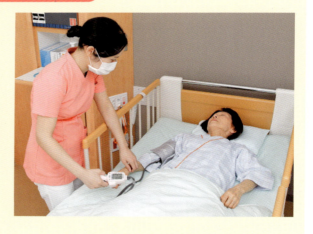

手術室への搬送 ベッドで手術室へ搬送する。手術中、家族には待合室で待機してもらうように伝える。

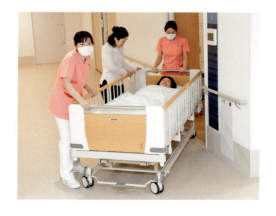

疾患編 大腿骨頚部骨折

手術室看護師への申し送り　手術室看護師と患者認証リストバンドを確認し、最終のバイタルサイン測定値、血管確保部位などを伝える。

術後ベッド作成　術後に患者を手術室に迎えに行くためのベッドを作成する。

準備する物品

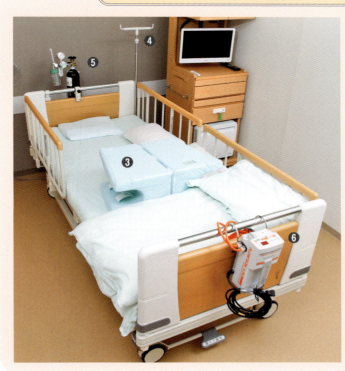
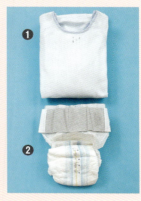

❶ 手術着
❷ ベルトタイプのオムツ
❸ 外転枕
❹ 点滴台
❺ 酸素ボンベ (残量を確認)
❻ フットポンプ

術後病室の準備　術後患者を迎え入れるための病室環境を整える。

準備する物品

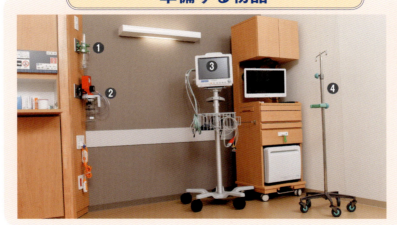

❶ 酸素流量計
❷ 吸引セット
❸ 生体情報モニター
❹ 点滴台

CHAPTER 5

術当日―術後のケア

| 手術室看護師からの申し送り | 手術終了の連絡後、手術室へ患者を迎えに行き、手術室看護師より術中経過の申し送りを受ける。ドレーン類、創部固定、点滴ラインなどを手術室看護師と確認する。 |

| 主治医からの説明 | 主治医から家族へ、手術の説明が行われる。 |

| 病室への搬送 | 患者をベッドで病室まで搬送する。 |

| 病室へ戻ってからのケア |

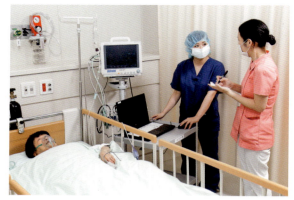

ケアのポイント

・術後採血や単純X線検査のオーダーがある場合は実施する（X線検査は手術室で撮影している場合が多い）。

右大腿骨頚部骨折術後（人工骨頭挿入術後）

・バイタルサインを測定し、呼吸状態や意識レベルの観察を行う。

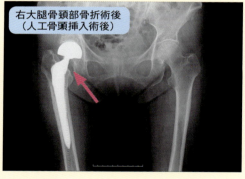

- 創部から出血がないか確認する。
- 術後ドレーンが挿入されている場合はドレーンの管理を行う。

 テープ固定を確実に行い、ドレーンが抜けないように注意する。

 また、ドレーンが抜けたりずれていないかを確認するために、マーキングを行う（P.85参照）。排液量を適宜確認し、出血に注意する。

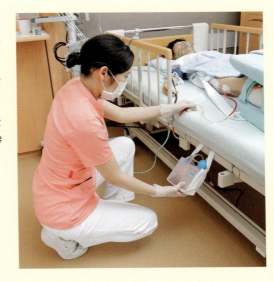

- 硬膜外留置カテーテルの観察を行う（P.82参照）。
- 患者に説明し、痛みがあるときは鎮痛薬を使用できることを伝える。
- 麻酔覚醒状況の確認を行う。
- 術後は膀胱留置カテーテルの管理を行う。
- 酸素投与の管理を行う。
- 深部静脈血栓症のリスクが高いため、術翌日までフットポンプを装着し、予防を図る。
- 術後の点滴管理を行う。
- 術翌日までベッド上安静のため、褥瘡予防として適宜体位変換を実施し、本人へ指導して除圧を行う（P.89参照）。

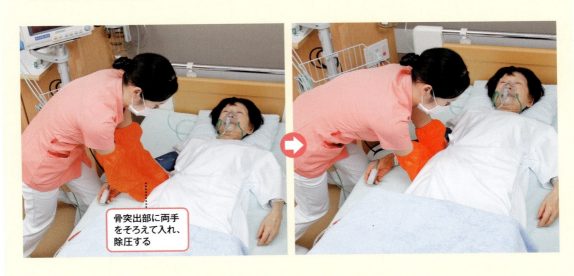

骨突出部に両手をそろえて入れ、除圧する

- 麻酔から完全に覚醒すると疼痛が強く出現するため、疼痛緩和を図る。

CHAPTER 5

術後1日目のケア

主治医の回診とケア 回診時に、創部の観察を行い、安静解除になる。

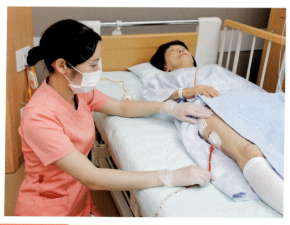

ケアのポイント

- 感染予防のため、創部のドレッシング材の交換は術後48時間以上経過してから行う。
- 術後1日目はドレーンや硬膜外留置カテーテルを留置したままの場合が多いため、適宜観察を行う。
- 医師の指示のもと、抗血栓薬を内服しているため、術後の出血量に注意する。
- 麻酔科医の指示で酸素療法を終了する。
  酸素療法終了後は、SpO_2や呼吸状態に注意する。
- 医師に確認後、生体情報モニターをはずす。
- 術後1日目の朝から食事開始となる。
  食事開始前に、腸蠕動音や排ガスの有無を確認する。

離床開始 術後1日目から離床を開始し、リハビリテーションを再開する。端座位や、車椅子への移乗（P.105-107参照）を行う。

POINT

- 脱臼予防のため、患肢が内旋にならないように注意する。
- 禁忌肢位（内転・内旋・深屈曲）に注意する。
- 患肢の痛みが強いため、患者の健肢を軸に移乗する。

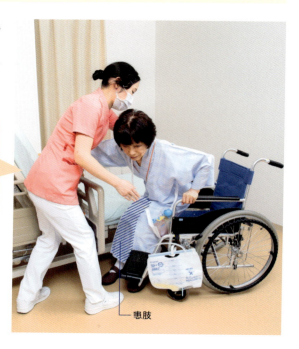

患肢

疾患編 大腿骨頚部骨折

離床開始後のケア

ケアのポイント

・離床開始後、膀胱留置カテーテルを抜去する。
・膀胱留置カテーテル抜去後は、自尿が出るか確認する。
・理学療法士と協力してリハビリテーションを進めていく。
・清拭、陰部洗浄を行う。その際に、創部や褥瘡の有無を観察する。
・術後創部の熱感・腫脹があるためクーリングを行う。

術後2日目以降のケア

退院に向けてのケア

ケアのポイント

・抗生剤の点滴は、術後2日目で終了となる。
・回診時に、創部の閉鎖式ドレーン・硬膜外留置カテーテルを抜去する。
・術後48時間以上経過後、必要時に創部のドレッシング材を交換する。
・離床を進める。食事や排泄を、ベッドから離れて行うようにしていく。
・主治医からシャワー浴の許可が出たら、介助でシャワー浴を実施する。患者自身でできない部分を介助し、できるところは自分で行ってもらう。
・リハビリテーションを実施する（Chapter4参照）。

POINT
■家族がなかなか面会に来られない場合も多いため、家族に病状説明をする際は、MSWにも同席してもらい、主治医の説明後に、退院調整に関する話をしてもらう。

POINT
■入院時からMSWと退院調整を行っているため、地域連携パス（P.145参照）を使用し、早ければ2週間程度で連携しているリハビリテーション病院へ転院できる。患者の年齢やリハビリテーションの進行度で、退院先が自宅退院となる場合もある。

退院指導

退院時に患者本人と家族へ脱臼予防について再度指導し、脱臼した場合再手術となることを伝える。

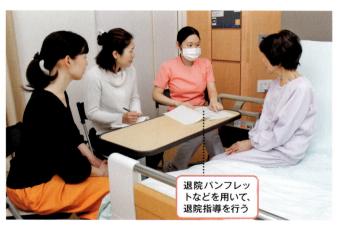

退院パンフレットなどを用いて、退院指導を行う

CHAPTER 6 社会復帰への支援とケア

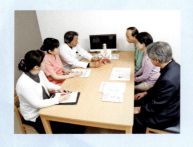

整形外科を担当する看護師は、受傷期から患者の社会復帰に向けての支援がスタートしていることを理解する。患者の退院後の生活状況を想定し、障害が残っても、生きがいのある安定した生活ができるように支援する。
本章では多職種との連携と協働、地域との連携、社会資源の活用、社会保障制度の活用について解説する。

ケアのポイント

- 患者・家族の社会復帰に対する意欲を支援
- 地域連携パスの活用
- 退院後の患者の生活を支援するために多職種との連携と協働
- 早期から社会保障制度・介護保険などの活用が必要かアセスメントを行う
- リハビリテーション病院や介護施設などとの連携

ケアの要素

社会復帰への支援

- 多職種との連携と協働
  - 合同カンファレンス ▶ p.143
- 地域との連携
  - 地域連携の概要
  - 地域連携パスの活用
  - 地域連携と看護師の役割 ▶ p.144
- 社会保障制度の活用
  - 介護保険制度とは
  - 介護保険で利用できるサービス
  - 障害者施策 ▶ p.148

社会復帰への支援とケア

多職種との連携と協働

患者の社会復帰は、医師・看護師・理学療法士・作業療法士・言語聴覚士・薬剤師・ソーシャルワーカー（MSW）などの多職種が、互いの専門性を理解しながら、チームを組んで初めて効果的な支援が可能となる。

疾患の状況・ADL・機能評価・自宅環境・受傷前の患者の生活状況など、多職種が専門的視点から情報を収集し、評価しながら協働して支援目標を立てる。そして患者を生活者として捉え、患者のQOLの向上、社会復帰につなげる。

合同カンファレンス

カンファレンスでは、患者や家族が安心・納得して退院し、早期に住み慣れた地域で療養や生活が継続できるように、意思決定支援を行いながら、退院に向けて関係機関がチームとしての方向性を検討し目標を共有する。

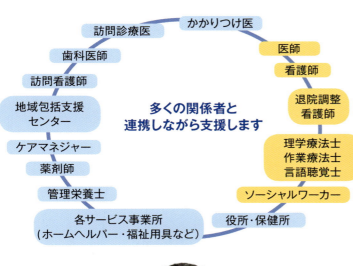

POINT
- 各担当者は、事前に患者と家族の情報を収集し、それぞれの専門的立場から評価をする。
- 退院時のADLを想定しながら、自宅生活が可能か、リハビリテーション病院への転院が必要か、施設入所が必要か、退院後の生活の場を確認する。

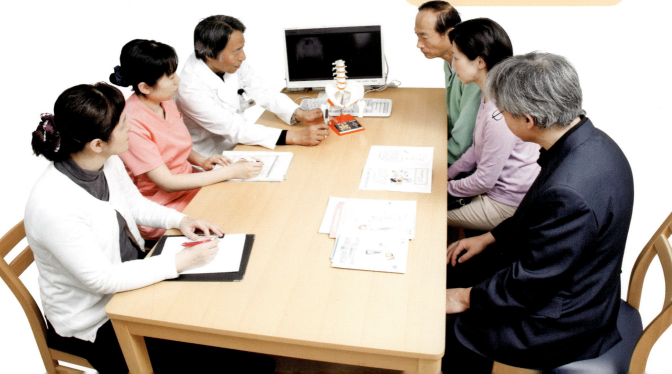

CHAPTER 6

地域との連携

医療の機能分化が進み、急性期の治療を終えても完治せず、継続した医学的管理や看護・リハビリテーションなどの必要性がある場合、機能の異なる各医療機関で療養を続ける。その後、病状が安定して適切な医療・介護などの支援が整えば、自宅で療養生活を続けることが可能となる。

また、その病状が重く医療・介護の必要度が高い場合でも、患者が自宅に帰りたいという思いを持つことも少なくない。

このように多様化した患者のニーズに応えるために、かかりつけ医、入院機能を持つ医療機関やさまざまな自宅療養を支える機関が相互に協力し合い、患者を包括的に支援できる連携体制（地域包括ケアシステム）を構築することが求められている。

地域連携の概要

受傷後の患者は、急性期病院で診断・治療、急性期リハビリテーションを受ける。集中的なリハビリが必要な場合は、回復期リハビリテーション病院（利用できる病名や入院の期限が定められている）へ転院することがある。その後、在宅生活が可能な状態となり、自宅や介護施設などへ退院するためにサービス調整などを行い、社会復帰を果たしていく。

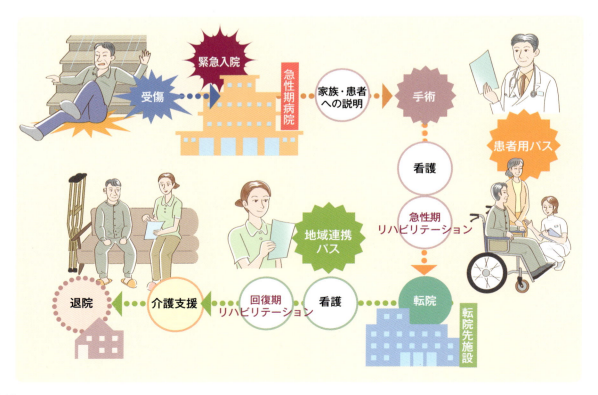

社会復帰への支援とケア

地域連携パスの活用

急性期から維持期まで切れ目のない治療が必要な場合、受傷した時の状況や治療内容、治癒経過、リハビリテーションの経過などの情報を共有するため、地域連携パスを活用する。

地域連携パスの様式や手法は地域や医療機関でも異なるが、地域連携パスを利用する際には、予め診療内容を患者や家族に提示・説明することが前提となる。また患者の症状や治療内容だけでなく、日常生活の状況、介護保険申請の有無などの情報も医師・看護師・リハビリスタッフ・ソーシャルワーカーが分担して書き込んでいく。連携先機関と定期的に会議を行い、顔の見える関係の構築を図る。

地域連携と看護師の役割

看護師は、目標・成果、治療経過に影響を及ぼす要因、日常生活状況、看護・介護上の問題点などの情報を集約し、実態を把握する。また、治療経過に添って患者の意思決定支援を行いながらアセスメントを行い、回復期リハビリテーション病院への転院が必要か、介護保険の申請、在宅サービス、介護施設など、さまざまなサービスの利用を検討する。その情報を、院内多職種や治療・支援を引き継ぐ地域の関係機関に伝え、一貫した継続的なケアを行えるようにする。

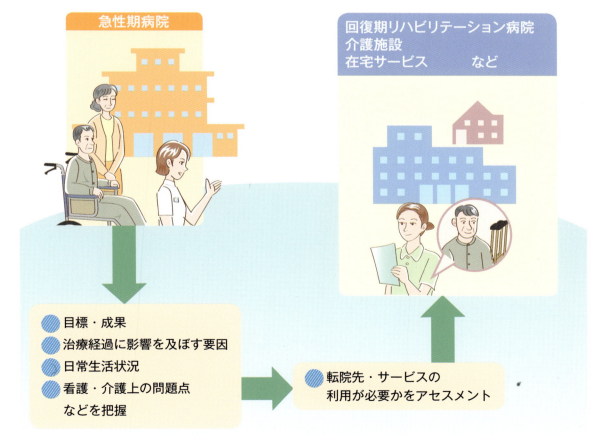

CHAPTER 6

大腿骨頚部骨折　地域連携パス　医療者用

	ステップ	手術準備	手術	術後急性期			転院		
スケジュール	内容	入院日	手術日	採血	レントゲン	抜糸	転院説明	転院日	
	実施日								
	アウトカム	□手術準備 （各院パスに従う）		□全身状態の安定（転院・転棟可能状態）					
連携	内容	かかりつけ (前)医連絡 入院時カンファレンス	身障手帳 □無 □有 （　）級	介護認定 □無 □有 介護度（　）	介護認定変更の必要性 □無 □有（　）級 連携先連絡		連携先 連絡	ケアマネ 連絡	転院時カン ファレンス
		POINT ■ 退院後自宅復帰が可能か、回復期リハビリテーション病院への転院か検討。		**POINT** ■ 施設や家族による介護、在宅サービスが必要か検討。 ■ 介護保険の適応を確認。			**POINT** ■ 転院時カンファレンスには、次施設の担当者も可能なら参加。十分なコミュニケーションをとる。		
	連携確認日								
治療経過に影響を及ぼす要因	既往歴	入院前の骨粗鬆症の加療 　□無　□有(Dr:　　　　　) 治療中の疾患 　□無　□有(Dr:　　　　　) 疾患名：					転院時 骨粗鬆症の加療 　□無　□有 引き続き治療の必要な疾患など		
	入院中に発見・発症した疾患	肺炎　　□無　□有(　　　　　　　　　　　　　　) 認知症　□無　□有(　　　　　　　　　　　　　　) 褥瘡　　□無　□有(　　　　　　　　　　　　　　) その他　□無　□有(　　　　　　　　　　　　　　)					□軽快　□継続加療 □軽快　□継続加療 □軽快　□継続加療 □軽快　□継続加療		
	入院中の経過	別紙□無　□有　主治医							
日常生活状況	①移動 ②食事 ③食事形態 ④排泄 ⑤清潔 ⑥ADL ⑦精神状態	転院時における変化・引継ぎ事項 ①□ベッド上　□車椅子　□つかまり立ち 　□つかまり歩行　□歩行器　□杖　□独歩 ②□自立　□一部介助　□全介助(　　　　　) ③□普通食　□その他(　　　　　　　　　) ④□自立　□介助(　　　　　　　　　　　) ⑤□自立　□介助(　　　　　　　　　　　) ⑥ADL自立度　□J1　□J2　□A1　□A2 　　　　　　　□B1　□B2　□C1　□C2 ⑦認知症状態　□自立　□Ⅰ　□Ⅱa　□Ⅱb 　　　　　　　□Ⅲa　□Ⅲb　□Ⅳ　□M 　うつ状態　　□なし　□兆候あり　□症状あり 　　　　　　　□奇声　□不潔行為　□徘徊 　　　　　　　□危険行動					**POINT** ■ ADL、セルフケア能力を評価。 ■ リハビリテーションと並行してタイムリーに行う。 **POINT** ■ 認知症の有無や程度に関する情報は重要。		
	⑧睡眠 ⑨痛み	⑧□良　□その他(　　　　　　　　　　　　　) ⑨□無　□有(　　　　　　　　　　　　　　)							
	看護・介護・訓練上の問題点	□無　□有(					**POINT** ■ 患者・家族が、不安に感じていることはないか確認。入院時から、経過に関して十分に説明する。		
担当施設名		(　　　　　　　　　　　　　) TEL　　　ー							
記載日・者		記載日　　SW・看護師							

社会復帰への支援とケア

	回復期リハビリテーション				退院・転所		維持期(退院後6か月時点)	
	採血	創部の観察	レントゲン	退院説明	退院日		居住場所 □自宅 □施設入所 □再入院( )	
	□全身状態の安定(退院可能状態) □家族調整						再骨折の発生 □無 □有( ) 移動の目標 □達成 □未達成	
	身障手帳変更の必要性 □無 □有( )級	介護保険の必要性 □無 □有 　介護度 　( )	かかりつけ医連絡	ケアマネ連絡	通所リハ事業所入所介護施設への情報提供	退院時カンファレンス	介護保険の必要性 □無 □有 　介護度 　( )	介護保険サービス利用状況
	骨粗鬆症の加療 　□無　□有(Dr: 　　) 治療中の疾患 　□無　□有(Dr: 　　) 疾患名：				退院時 骨粗鬆症の加療 　□無　□有 引き続き治療の必要な疾患など		骨粗鬆症の加療 　□無　□有(Dr: 　　) 治療中の疾患 　□無　□有(Dr: 　　) 疾患名：	
	肺炎　　□無　□有(　　) 認知症　□無　□有(　　) 褥瘡　　□無　□有(　　) その他　□無　□有(　　)				□軽快　□継続加療 □軽快　□継続加療 □軽快　□継続加療 □軽快　□継続加療			
	別紙□無　□有　主治医						別紙□無　□有　主治医	
	退院時における変化・引継ぎ事項 ①□ベッド上　□車椅子　□つかまり立ち 　□つかまり歩行　□歩行器　□杖　□独歩 ②□自立　□一部介助　□全介助(　　) ③□普通食　□その他(　　) ④□自立　□介助(　　) ⑤□自立　□介助(　　) ⑥ADL自立度　□J1　□J2　□A1　□A2 　　　　　　　□B1　□B2　□C1　□C2 ⑦認知症状態　□自立　□I　□Ⅱa　□Ⅱb 　　　　　　　□Ⅲa　□Ⅲb　□Ⅳ　□M 　うつ状態　　□なし　□兆候あり　□症状あり 　　　　　　　□奇声　□不潔行為　□徘徊 　　　　　　　□危険行動 ⑧□良　□その他(　　) ⑨□無　□有(　　)						退院時における変化・引継ぎ事項 ①□ベッド上　□車椅子　□つかまり立ち 　□つかまり歩行　□歩行器　□杖　□独歩 ②□自立　□一部介助　□全介助(　　) ③□普通食　□その他(　　) ④□自立　□介助(　　) ⑤□自立　□介助(　　) ⑥ADL自立度　□J1　□J2　□A1　□A2 　　　　　　　□B1　□B2　□C1　□C2 ⑦認知症状態　□自立　□I　□Ⅱa　□Ⅱb 　　　　　　　□Ⅲa　□Ⅲb　□Ⅳ　□M 　うつ状態　　□なし　□兆候あり　□症状あり 　　　　　　　□奇声　□不潔行為　□徘徊 　　　　　　　□危険行動 ⑧□良　□その他(　　) ⑨□無　□有(　　)	
	□無　□有(　　)						□無　□有(　　)	
	(　　) TEL　　－						(　　) TEL　　－	
	記載日　　SW・看護師						記載日　　SW・看護師	

CHAPTER 6　社会復帰への支援とケア

CHAPTER 6

社会保障制度の活用

患者は受傷により、生活や環境の再編を行うことになり、働けなくなるなど経済的にも保障が必要な状態になる場合がある。そのような場合は、社会保障制度の活用を検討する。

在宅サービスが必要な場合、主に介護保険制度や身体障害者制度の活用が考えられる。必要に応じて早期に、看護師またはソーシャルワーカーが該当する患者に制度や申請方法の説明を行う。

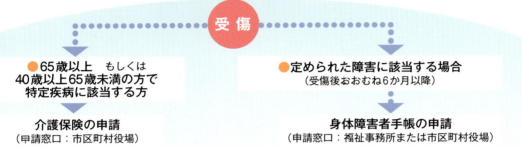

介護保険制度とは

1 申請

介護保険制度は、65歳以上（第1号被保険者）、もしくは40歳以上65歳未満の医療保険加入者（第2号被保険者）で該当する特定疾病に該当する方に適応される。市区町村に申請を行い、要介護認定を受けると、介護度に応じた各種サービスを利用することができる。

介護保険の対象者

第1号被保険者	●65歳以上の者
第2号被保険者	●40歳以上65歳未満の医療保険加入者のうち、次にあげる疾病が原因で介護が必要になった者

①がん【がん末期】*
（医師が一般に認められている医学的見地に基づき回復の見込みがない状態に至ったと判断したものに限る。）
②関節リウマチ*
③筋萎縮性側索硬化症
④後縦靱帯骨化症
⑤骨折を伴う骨粗鬆症
⑥初老期における認知症
⑦進行性核上性麻痺、大脳皮質基底核変性症及びパーキンソン病*
【パーキンソン病関連疾患】
⑧脊髄小脳変性症
⑨脊柱管狭窄症
⑩早老症
⑪多系統萎縮症*
⑫糖尿病性神経障害、糖尿病性腎症及び糖尿病性網膜症
⑬脳血管疾患
⑭閉塞性動脈硬化症
⑮慢性閉塞性肺疾患
⑯両側の膝関節又は股関節に著しい変形を伴う変形性関節症

＊2006年4月に追加、見直しがなされたもの

要介護認定の手続き

1. 申請する
- ●市区町村の窓口に申請書を提出
- ●介護保険被保険者証が必要
- ●申請は本人、または家族が行う
- ●原則として、申請日から30日以内に認定が行われる

2. 要介護度認定
- ●訪問調査
  ↓
- ●主治医の意見書
  ↓
- ●一次判定
  ↓
- ●二次判定

3. 認定結果
- ●要支援度、または要介護度が認定される
- ●認定結果により、サービスの利用限度額が決まる

社会復帰への支援とケア

2 認定

要介護認定では要支援1～2、要介護1～5、もしくは非該当（自立）のいずれかに認定される。要支援認定を受けると介護予防サービスを、要介護認定を受けると居宅サービスまたは施設サービスを利用することができる。

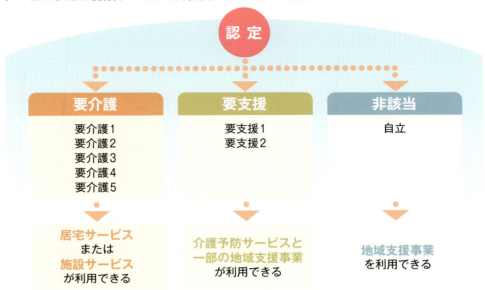

認定

- 要介護
  - 要介護1
  - 要介護2
  - 要介護3
  - 要介護4
  - 要介護5
  - → 居宅サービスまたは施設サービスが利用できる

- 要支援
  - 要支援1
  - 要支援2
  - → 介護予防サービスと一部の地域支援事業が利用できる

- 非該当
  - 自立
  - → 地域支援事業を利用できる

介護保険で利用できるサービス

1 居宅介護支援

介護保険制度は、必要なサービスを組み合わせて、サービス利用限度額の範囲内でサービス利用料の1割または2割で利用することができる。その際、利用者が安心してサービスが利用できるよう、地域包括支援センターや居宅介護支援事業所のケアマネジャーへケアプランの作成を依頼することができる。

2 居宅サービス

自宅で利用するサービス
- 訪問介護（ホームヘルプサービス）
- 訪問入浴介護
- 訪問看護 ┐
- 訪問リハビリテーション ├ 医師の指示が必要
- 居宅療養管理指導 ┘

日帰りで利用するサービス
- 通所介護（デイサービス）
- 通所リハビリテーション（デイケア）

一時入所して利用するサービス
- 短期入所生活介護（ショートステイ）
- 短期入所療養介護（医療型ショートステイ）

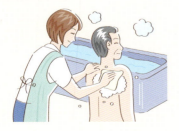

CHAPTER 6

福祉用具は、日常生活での自立を助け、転倒などの予防をすることができる。患者のADLと自宅環境の情報を元にアセスメントし、必要な福祉用具について福祉用具業者やケアマネジャー、理学療法士、作業療法士などと調整を行う。

福祉用具貸与
- 要支援・要介護度によって、車椅子・特殊寝台・歩行器などの生活支援のための福祉用具を借りることができる（自己負担1～2割）。

特定福祉用具購入
- 要介護度の程度にかかわらず、腰掛便座・入浴補助用具・移動用リフトのつり具部分、簡易浴槽など、指定された業者から年間限度額10万円まで購入の補助が受けられる（自己負担1～2割）。

住宅改修
- 要介護度の程度にかかわらず、手すりの取り付け、段差の解消、和式便器を洋式便器に取り替えるなど、20万円まで住宅改修費が支給される（自己負担1～2割）。

3 施設サービス

自宅療養が困難な場合、施設の利用を検討する。各施設の特徴を理解し、ニーズに応じて検討することが求められる。

介護老人福祉施設（特別養護老人ホーム）
- 常に介護が必要で、自宅での介護が難しい方が対象。日常生活の介護や健康管理を行う。

介護老人保健施設
- 病状が安定し、リハビリに重点をおいた介護が必要な方が対象。医学的な管理のもとでの介護や看護、リハビリを行い、自宅復帰をめざす。

その他 施設
- グループホーム・有料老人ホーム・ケアハウス・サービス付き高齢者住宅など、必要な支援、ニーズ、経済状況などによって、さまざまな選択肢がある。

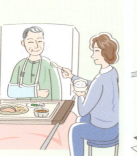
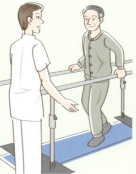
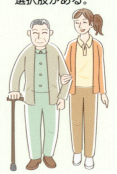

社会復帰への支援とケア

障害者施策

1 身体障害者手帳

社会保障制度の中には、身体機能に障害のある人が福祉サービスを利用するしくみがあり、障害の状態が固定し国で定められた障害の状態に該当する場合は、市区町村に申請をし「身体障害者手帳」の交付を受ける。障害の程度により1～6級の区分があり、補装具費支給制度や税の優遇、障害者雇用などの支援を受けることができる。

対象となる障害

- 視覚障害
- 聴覚、言語障害
- 肢体不自由
  - 上肢・下肢
  - 体幹
  - 乳幼児期以前の非進行性の脳疾患による運動機能障害
- 内部障害

身体障害者手帳交付の手続き

1. 申請
- 障害の状態が固定
- 医師が所定の診断書を記入（都道府県で指定された医師のみが記入できる）
- 役所の障害福祉担当窓口に申請

2. 判定
- 都道府県、政令指定都市による判定

3. 交付
- 身体障害者手帳の交付（申請から1～2か月ほどかかる）

CHECK！ 自宅で生活する場合

障害により日常生活に支障をきたす部分（①日常生活動作、②住環境、③医療の継続、④経済面など）についてアセスメントをし、患者が安全に安心して生活できるよう、必要な社会資源の利用を考慮する。

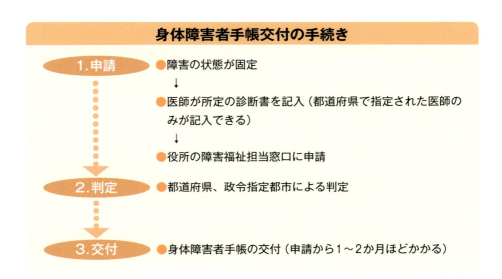

CHAPTER 6

2 障害と社会資源

障害の状態や区分あるいは、住んでいる市区町村により、さまざまな社会資源が利用できる。

社会資源

医療	日常生活の支援	社会活動の援助	経済的支援	その他 (税金・公共料金など)
●重度心身障害者医療費助成制度 ●更生医療 ●育成医療 など	●補装具費の支給 ●日常生活用具の給付・貸与 ●重度障害者居宅改善整備費補助 など	●福祉タクシー利用料金・自動車燃料費助成 ●リフト付き自動車貸出事業 など	●特別障害者手当 ●特別児童扶養手当 ●障害基礎年金 ●障害厚生年金・障害手当金 など	●税金の控除 ●自動車税の減免 ●有料道路の割引 ●運賃の割引 （JR・バス・タクシー・国内航空） など

3 補装具

身体障害者手帳の交付を受けた場合、市区町村に必要な申請を行うことで、失われた部分や障害のある部分を補い、日常生活を過ごしやすくするために、補装具費の支給を受けることができる。

整形外科における主な補装具

対象	概要	手続き
肢体不自由者に対する補装具 ●義肢（義手、義足） ●車椅子 ●装具 ●歩行器 ●松葉杖 など	●対象者：身体障害者手帳の交付を受けている方 ●窓口：市区町村の障害福祉担当課 ●自己負担：原則1割	①市区町村の障害福祉担当に相談 ②業者に見積書の作成を依頼 ③補装具費支給申請書とともに見積書を市区町村の障害福祉担当に提出 ④都道府県、政令指定都市の判定を受け補装具費の支給が決定される ⑤業者から補装具を受け取る

巻末資料

■FIM評価内容

評価項目	評価内容	
セルフケア	食事	食事が用意された状態で、食物を口に運ぶのに適当な器具を使って咀嚼し、嚥下するまでのことが含まれる
	整容	口腔ケア、整髪、手洗い、洗顔、そしてひげそりまたは化粧が含まれる
	清拭	首から下(背中は含まない)を洗うこと 浴槽、シャワーまたは、清拭のいずれかを安全に行う
	更衣・上半身	腰より上の更衣および装着している場合には、義肢または装具の着脱も含む 入浴時の更衣は考慮しない
	更衣・下半身	腰より下の更衣および装着している場合には、義肢または装具の着脱も含む 入浴時の更衣は考慮しない 紙おむつは衣服の一種とみなし、扱いは装具と同様と考える
	トイレ動作	陰部の清潔、およびトイレまたは、差し込み便器使用の前後に衣服を整えることが含まれる 水を流すのは評価の範囲外である
排泄コントロール	排尿コントロール	排尿の完全なコントロールおよびそれに必要な器具や薬剤の使用が含まれる
	排便コントロール	排便の完全なコントロールおよびそれに必要な器具や薬剤の使用が含まれる
移乗	ベッド・椅子・車椅子	ベッド、椅子、車椅子の間での移乗のすべての段階を含む または歩行が移動の主要な手段である場合には起立動作を含む 起き上がりも忘れず評価する
	トイレ	トイレの脇についたところから評価し、便器に移ることおよび便器から離れることを含む
	浴槽・シャワー	浴槽またはシャワー室の出入り、アプローチも含む 浴槽内への出入り、浴槽内の立ち上がり、シャワーチェアの移乗のすべての動作を総合して評価する
移動	歩行(車椅子)	立位では歩行、座位では平地での車いす走行を含む。50m可能か、15m可能か
	階段	屋内の12～14階の階段を安全に昇降する
コミュニケーション	理解	「何を」理由/表出する能力を評価する。5点以下では基本的欲求、6・7点では複雑/抽象的な考えなどの質問を行う。また、5点以下では、配慮について評価する
	表出	
社会的認知	社会的交流	他人にどの程度迷惑をかけるかを評価。社会への順応
	問題解決	複雑な問題、日常の問題への反応で判断。適切に解決できるか評価する
	記憶	他人の依頼や日常行うことを覚えていられるかを評価する

■FIM採点基準

運動機能

採点基準	介助者	手出し	
7:完全自立	不要	不要	
6:修正自立	不要	不要	時間がかかる 補助具が必要 安全性の配慮
5:監視・準備	必要	不要	監視。指示。促し
4:最小介助	必要	必要	75%以上自分で行う
3:中等度介助	必要	必要	50%以上、75%未満自分で行う
2:最大介助	必要	必要	25%以上、50%未満自分で行う
1:全介助	必要	必要	25%未満しか自分で行わない

認知項目

採点基準	介助者	手出し	
5:監視・準備	不要	不要	監視。指示。促し
	必要	必要	90%より多く自分で行う
4:最小介助	必要	必要	75%以上、90%以下自分で行う

巻末資料

■Barthel Index 評価表

	項目	点数	
①食事	自立	10	手の届く範囲に置かれた食べ物を取って食べることができる きざみや自助具の使用は自己装着
	部分介助	5	食べ物を切るなどの何らかの介助が必要
	全介助	0	全介助
②車椅子とベッド間の移乗	自立	15	起居から移乗のすべてが可能
	軽度の介助	10	いずれかの過程で少しの介助が必要 あるいは注意や監視が必要
	移乗の介助	5	介助なしで座位になれるが、移乗にかなりの介助が必要
	全介助	0	全介助
③整容	自立	5	洗顔、整髪、歯磨き、髭剃り、化粧が可能
	全介助	0	全介助
④トイレ動作	自立	10	トイレの出入り、衣類の上げ下げ、トイレットペーパーの使用が可能 便器を使用する場合は、その片付けも行う必要がある
	部分介助	5	衣類の上げ下げ、トイレットペーパーの使用に介助が必要
	全介助	0	全介助
⑤入浴	自立	5	浴槽、シャワー、清拭のいずれでもよい
	全介助	0	全介助
⑥平地移動	自立	15	介助や監視なしで45m以上歩くことができる 装具や杖などの使用はよいが、片付けまで自分で行う必要がある
	部分介助	10	介助または監視を必要とするが、45m以上は歩行が可能
	車椅子使用	5	方向転換やトイレなどへの接近に車椅子操作が可能 45m以上移動ができる
	全介助	0	全介助
⑦階段昇降	自立	10	介助や監視がなく1階分の階段を昇降できる 手すりや杖の使用は可能
	部分介助	5	介助または、監視を必要とする
	全介助	0	全介助
⑧更衣	自立	10	衣類の着脱、ボタン、ひもを結ぶことができる 装具の着脱も含む
	部分介助	5	いずれかの部分で介助を要するか少なくとも半分は自分で行う
	全介助	0	全介助
⑨排便コントロール	自立	10	失禁がない。必要ならば坐薬や浣腸を行ってもよい
	部分介助	5	坐薬や浣腸の介助が必要。ときどき失敗する
	全介助	0	全介助
⑩排尿コントロール	自立	10	昼夜ともに失禁がない 尿器を使用している場合は、尿捨て、洗浄、清潔管理ができる
	部分介助	5	ときどき失敗する。介助を必要とする
	全介助	0	全介助

索　引

あ
アームサポート……………………103, 105, 107
アームスリング……………………………125
アイシングシステム………………………83
足趾じゃんけん……………………………97
圧迫骨折……………………………63, 120
アルミニウムシーネ………………………29
罨法…………………………………………16

い
医療関連機器圧迫創傷……………………71

う
ウレタンフォームマット…………………72
運動障害……………………12, 87, 121
運動麻痺……………………………………38

え
エアマット…………………………………72
円背…………………………………………120

お
オスグッド・シュラッター病……………107
オルソカラー………………………………117

か
ガーゼ包帯…………………………………21
介護保険制度………………………………148
介助式………………………………………104
外転枕……………………77, 128, 132, 137
回内・回外中間位…………………………8
介達牽引……………………43, 54, 57
拡大器……………………………………40, 41
下肢伸展挙上運動…………………………96
金網シーネ…………………………………28
環行帯………………………………………21
管状包帯……………………………………21
関節可動域運動……………………………92
関節拘縮……………………39, 59, 92, 115
感染防止……………………………………84
完全免荷……………………………105, 110

き
器械カウント表……………………………74
拮抗性鎮痛薬………………………………81
機能的自立度評価法………………………91
ギプス………………………………………34
ギプスカット………………………………40
ギプス固定………………34, 37, 38, 39
ギプスシーネ………………………………32
急性腰痛症…………………………………61
休薬期間……………………………………70
局所麻酔薬…………………46, 47, 63, 81

き（右段）
キャスト……………………………34, 40
胸部固定帯…………………………………125
キルシュナー鋼線…………………46, 49
緊張弓………………………………46, 51
筋力強化……………………………………96
筋力強化運動………………………………96
筋力低下……………………………59, 89

く
区画症候群…………………………………38
車椅子………………………………………103
　──の種類と機能………………………103
　──の正しい座位姿勢…………………104

け
頸椎装具……………………117, 118, 119
頸椎ヘルニア………………………………117
軽度背屈位…………………………………8
牽引……………………………43, 46, 54, 71
牽引療法……………………………43, 53, 96
　──中のケア……………………58, 59, 60
肩外転装具…………………………………126

こ
抗血栓薬……………………………69, 70, 132
交互型………………………………………113
拘縮…………………………………31, 34
鋼線……………………………43, 47, 58
　──刺入時のケア………………………50
鋼線ガイド…………………………46, 48
硬膜外麻酔…………………………81, 82
硬膜外ブロック……………………61, 62
硬膜外留置カテーテル……………………139
股関節外転運動……………………………97
股関節外転装具……………………………127
心のケア……………………………………17
固定型………………………………113, 114
コンパートメント症候群 →区画症候群

さ
鎖骨固定帯…………………………………124
三角巾………………………………27, 125
三角枕………………………………88, 89

し
シーネ………………………………28, 29, 32
自己血輸血…………………………………73
持参薬………………………………11, 132
自走式………………………………………103
持続的他動運動器械………………………92
膝関節伸展運動……………………………96
自動運動……………………………8, 39, 92
しびれ感……………………………38, 43, 60
社会資源……………………………………152
社会保障制度………………………148, 151

155

索　引

集合亀甲帯 ……………………………………… 24
重錘 ………………………… 43, 45, 46, 51, 54, 57
重錘吊り …………………………… 45, 46, 54
手関節固定装具 ……………………………… 127
手術器械 ……………………………………… 74
手術室看護師 ………………… 66, 77, 137, 138
手術前のケア ………………………………… 65
手術中の様子 ………………………………… 75
手術部位感染 ………………………………… 84
受傷期 …………………………………… 9, 142
　　　──における患者の観察 ………………… 10
腫脹 …… 11, 32, 38, 58, 69, 79, 83, 95, 131
術後せん妄 …………………………………… 83
術後の管理 …………………………………… 76
術後訪問 ……………………………………… 77
術前オリエンテーション …………………… 65
術前訓練 ……………………………………… 65
術前訪問 ……………………………………… 66
循環障害
　…… 27, 34, 38, 42, 43, 53, 57, 60, 97, 116
障害者施策 ………………………………… 151
上行麦穂帯 …………………………………… 25
上前腸骨棘 …………………………… 120, 122, 123
情報収集 ………………………… 10, 66, 131
上腕骨顆上骨折 ……………………………… 38
褥瘡 ……………………… 69, 71, 116, 141
　　　──予防 ………………… 71, 134, 139
人工股関節全置換術 ………………………… 89
人工骨頭挿入術 ……………… 86, 89, 130, 135
神経根痛 ……………………………………… 63
神経根ブロック ……………………………… 63
神経麻痺 …… 33, 36, 43, 52, 53, 57, 60, 110
身体障害者制度 …………………………… 148
身体障害者手帳 …………………… 148, 151
身体的援助 …………………………………… 59
深部静脈血栓症 ………………… 59, 69, 78, 80, 135

す
ストッキネット ………………… 34, 37, 42
スピードトラック牽引 ……………………… 54
すべり症 ……………………………………… 63
スリングショット3 ………………………… 126

せ
精神的援助 …………………………………… 59
生体情報モニター ………………… 75, 76, 140
整復 ………………………………… 21, 43, 66
切開予定線 …………………………………… 41
脊柱管狭窄症 ……………………… 61, 62, 63
脊椎関節症 …………………………………… 61
折転帯 ………………………………………… 23
セルフケア ……………………………… 91, 146
全荷重 ……………………………………… 110
仙骨硬膜外ブロック ………………………… 61
全身状態 ………………… 11, 62, 63, 76, 83, 131
　　　──のリスク評価 ……………………… 67
せん妄 …………………………… 15, 89, 133
　　　──予防 ………………… 76, 83, 135

そ
ソーシャルワーカー ………………… 145, 148
装具 ………………………… 71, 88, 115, 116
　　　──による皮膚障害 ………………… 116
創部の管理 …………………………………… 87
搔痒感 ………………………………………… 39

足関節背屈筋 ………………………………… 99
足関節背・底屈運動 ………………………… 97
側弯の変形 ………………………………… 120
ソフトカラー ……………………………… 119

た
ターゲット線 ………………………………… 93
体圧分散寝具 …………………… 71, 72, 130
体位変換 …………… 13, 71, 72, 89, 134, 139
退院調整 ……………………………… 131, 141
体幹伸展運動 ………………………………… 97
体幹装具 …………………………………… 115
大腿骨頸部骨折 …………………… 97, 130
大腿四頭筋セッティング …………………… 96
多点杖 ……………………………………… 108
他動運動 ……………………………… 92, 94
脱臼 …… 94, 107, 125, 126, 127, 132, 141
脱臼肢位 ……………………………… 94, 128
弾性ストッキング ……………… 78, 79, 80, 135
弾性包帯 …………………… 21, 28, 54, 55, 56

ち
チアノーゼ ……………………… 11, 43, 69, 131
地域包括ケアシステム …………………… 144
地域連携 ………………………………… 144, 145
地域連携パス ………………… 132, 141, 145
知覚障害 …………… 12, 36, 42, 52, 60, 88
知覚鈍麻 ……………………… 38, 60, 63
中央材料室 …………………………………… 74
肘関節運動 …………………………………… 99
超音波骨折治療器 ………………………… 100
腸骨稜 …………………………… 116, 120, 122
直達牽引 ……………………… 43, 46, 50, 52, 53
直腸-肛門角 ………………………………… 134
鎮痛薬 ……………………… 14, 16, 59, 68, 81, 139

つ
椎間板ヘルニア ………………… 61, 62, 63, 123

て
底屈 ……………………………… 8, 53, 58, 97
ティルト機能 ……………………………… 104
テネスムス ………………………………… 133

と
動作訓練 ……………………………………… 65
疼痛の観察 …………………………………… 59
疼痛のコントロール ………………………… 81
疼痛緩和 ………………… 16, 63, 76, 81, 133
徒手筋力テスト ……………………………… 98
トラックバンド …………………… 43, 54, 55
ドレーン ………… 77, 83, 85, 138, 140, 141
ドレーン管理 ………………………………… 85

な
内旋・外旋中間位 …………………………… 8

に
ニーブレース ……………………………… 129
日常生活援助 ………………………………… 59
日常生活動作 …………………… 12, 65, 151

二輪型 113, 114

ね

ネット包帯 21, 31

は

背屈 8, 29, 60, 96, 97, 99, 111
排泄 121, 133, 134, 136, 141
　　——のケア 15
ハイブリッドマット 72
廃用性萎縮 96
麦穂帯 24
バルサルバ手技 97
絆創膏帯 21
ハンドリム 103, 104

ひ

腓骨神経麻痺 52, 56, 60, 129
膝装具 129
非ステロイド系鎮痛薬 81
皮膚損傷 29, 110
皮膚冷感 11, 131

ふ

フィラデルフィアカラー 118
フィンクの危機モデル 17
フォルクマン拘縮 38
不穏 14
浮腫 38, 43, 60, 69, 71, 97, 116, 125
腹臥位 37, 63, 66, 97
フットサポート 103, 105, 107
フットポンプ 77, 80, 137, 139
部分体重負荷 110
プラットホーム杖 108
ブリッジ運動 96
フレームカラー 115, 119
ブロック針 61, 62, 63
ブロック療法 61

へ

閉鎖式持続吸引システム 86
変形性脊椎症 61

ほ

ホーマンズ徴候 69, 135
防御的退行 17, 18
包帯固定 21
歩行器 108, 113, 114, 150, 152
　　——での歩行 114
歩行補助具 108
補装具 91, 151, 152
保存療法 20, 115
　　——期のケア 20

ま

マーキング 85, 100, 131, 139
巻軸帯 21
麻酔薬 67, 68, 82, 132
末梢循環不全 33
マットレス 71, 72, 130
松葉杖 108

　　——の合わせ方 109
　　——歩行 110

む

無菌操作 47, 48, 49, 50
むくみ 27

め

滅菌コンテナ 74
滅菌被覆材 87

よ

要介護認定 148, 149
腰椎硬性コルセット 120
腰椎軟性コルセット 122
腰部固定帯 123
四輪型 113

ら

螺旋帯 22

り

離開亀甲帯 24
リクライニング機能 104
リストサポート2 127
リハビリテーション 65, 89, 90, 131,
　　　　　　　　　　135, 140, 141, 143, 149
良肢位 8, 20, 29, 37, 43, 53, 57,
　　　　　　　　　58, 60, 77, 80, 88, 89

れ

冷罨法 16, 38, 59
レッグサポート 103

ろ

ロフストランド・クラッチ 108

アルファベット・数字

ADL 69, 87, 88, 89, 91, 96,
　　　　　　　　　　　　103, 130, 131, 143
ADL評価表 91
BI：Barthel Index 91, 154
CBCドレーン 86
CPM：Continuous Passive Motion
　　→持続的他動運動器械
FIM：Functional Independence
Measure 91, 153
L型スパナ 49
MMT：Manual Muscle Testing
　　→徒手筋力テスト
T字帯 46
T字杖 108, 111
　　——の合わせ方 111
　　——歩行 112
2動作歩行 112
3動作歩行 112

参考文献

CHAPTER 1　受傷期のケア

1) 磯部文子監修：改訂版 外科的療法を受ける患者の看護. 学習研究社, 1999.
2) 河合伸也, 金山正子：Nursing Selection⑦ 運動器疾患. 学習研究社, 2003.
3) 萩尾佳介, 西島弘子, 田原理恵, 松島元子：大腿骨頚部/転子部骨折の看護. 整形外科看護 11 (4)：358-363. 2006.
4) 西崎統編：ナーシングケアQ&A 第6号 ここまで知っておきたいくすりとナーシングQ&A. 総合医学社, 2005.
5) 土方浩美編：ポケット版 整形外科ケアマニュアル. 照林社, 2000.
6) 越智隆弘, 安井夏生, 福岡富子, 濱口弘子編集：整形外科ナーシングプラクティス. 文光堂, 2003.
7) 安酸史子, 鈴木純恵, 吉田澄恵：ナーシング・グラフィカ23 成人看護学－健康危機状況. メディカ出版, 2005.
8) 川島みどり, 鈴木篤編：外科系実践的看護マニュアル. 看護の科学社, 1986.
9) 氏家幸子監修：成人看護学B. 急性期にある患者の看護Ⅰ－急性期・クリティカルケア－ 第3版. 廣川書店, 2005.
10) 鳥巣岳彦, 国分正一：標準整形外科学 第9版. 医学書院, 2005.

CHAPTER 2　保存療法期のケア

1) 土方浩美編：ポケット版 整形外科ケアマニュアル. 照林社, 2000.
2) 整形外科看護編集部編：整形外科看護2008 春季増刊(˙50号). 見てわかるすぐ使える整形外科ナースの必須看護技術. メディカ出版, 2008.
3) 加藤文雄, ほか：整形外科エキスパートナーシング 改訂第3版, 南江堂, 2004.
4) 伊藤晴夫編：運動器疾患ナーシング. 学習研究社, 2001.
5) 松島元子：整形外科術後の局所合併症をアセスメントする (3) 神経麻痺. 整形外科看護12 (4)：17-21. 2007.
6) 長谷川素美：1からわかる整形外科看護マニュアル. p 105-109. メディカ出版, 2001.
7) 医療法人社団英志会 渡辺病院看護部 リハビリテーション科：写真でわかる！ 整形外科外来看護のテクニック. p 7-18. メディカ出版, 2008.
8) 佐藤徹：骨折ケア パーフェクトブック. p 102-120. メディカ出版, 2009.
9) 由留部崇：牽引・創外固定に伴う合併症 下肢介達牽引中に足関節の背屈ができなくなった. 整形外科看護 13 (4)：52-56. 2008.
10) 和田栗純子：全身的合併症をアセスメントする (3) 呼吸・循環. 整形外科看護12 (5)：48-54. 2007.
11) 大橋優美子ほか監修：看護学学習辞典 第2版. p 1115-1118. 学習研究社, 2004.
12) 福岡整形外科病院看護部：整形外科看護過程がひとめでわかる！ 整形外科病棟ケア. メディカ出版, 2015.
13) 近藤泰児監修：整形外科ビジュアルナーシング. 学研メディカル秀潤社, 2015.
14) 島田康弘編：Clinical Nursing Guide 21 麻酔科　P.240, 251-252. 1993年第2刷. メディカ出版, 1990.
15) 英志会渡辺病院看護スタッフ一同：はじめての外来ナーシング (6) 仙骨ブロック. 整形外科看護11 (9)：50-55, 2006.
16) 英志会渡辺病院看護スタッフ一同：はじめての外来ナーシング (4) 硬膜外ブロック. 整形外科看護11 (7)：41-47, 2006.
17) 英志会渡辺病院看護スタッフ一同：はじめての外来ナーシング (5) 神経根ブロック. 整形外科看護11 (8)：58-63, 2006.

CHAPTER 3　周手術期のケア

1) 越智隆弘, 安井夏生, 福岡富子, 濱口弘子編：整形外科ナーシングプラクティス. 文光堂, 2003.
2) 磯部文子監修：改訂版 外科的療法を受ける患者の看護. 学習研究社, 1999.
3) 川島みどり, 鈴木篤編：外科系実践的看護マニュアル. 看護の科学社, 1986.
4) 整形外科看護編集部編：整形外科看護2008春季増刊(150号). 見てわかるすぐ使える整形外科ナースの必須看護技術. メディカ出版, 2008.
5) 太城力良, 丸山美津子：麻酔看護の基本Q&A50. メディカ出版, 2002.
6) 小林真司：総論 早期離床のために術前訓練はなぜ必要か. 整形外科看護13 (6)：10-16, 2008.
7) 日本自己血輸血学会：貯血式自己血輸血実施基準 (2008). http://www.jsat.jp/jsat_web/standard 2008/standard 2008.pdf (参照2009.04.17).
8) 肺血栓塞栓症/深部静脈血栓症(静脈血栓塞栓症)予防ガイドライン作成委員会：肺血栓塞栓症/深部静脈血栓症(静脈血栓塞栓症)予防ガイドライン. Medical Front International Limited, 2004.
9) 倉橋順子, 近藤葉子：はじめての手術看護－カラービジュアルで見てわかる！. メディカ出版, 2009.
10) 日本褥瘡学会編集：在宅褥瘡予防・治療ガイドブック 第3版. 照林社, 2015.
11) 矢永勝彦, 高橋則子編：系統看護学講座別巻①臨床外科看護総論. 医学書院, 2017.
12) 近藤泰児監修：整形外科ビジュアルナーシング. 学研メディカル秀潤社, 2015.
13) 日本褥瘡学会編：褥瘡予防・管理ガイドライン. 照林社, 2009.
14) 一般社団法人 日本創傷・オストミー・失禁管理学会編：スキンケアガイドブック. 照林社, 2017.
15) 内藤亜由美, 安部正敏編：スキントラブルケア パーフェクトガイド：病態・予防・対応が全てわかる！. 学研メディカル秀潤社, 2013.

CHAPTER 4　リハビリテーション期のケア

1) 道免和久, ほか：機能的自立度評価法(FIM). 総合リハビリテーション18 (8)：627-629, 1990.

2) 土方浩美編：ポケット版 整形外科ケアマニュアル. 照林社, 2000.
3) 奈良勲監修, 鶴見隆正編：標準理学療法学専門分野 日常生活活動学・生活環境学 第2版. 医学書院, 2005.
4) 整形外科看護編集部編：整形外科看護2008春季増刊 (150号). 見てわかるすぐ使える整形外科ナースの必須看護技術. メディカ出版, 2008.
5) 角谷昭一編：ポケットBOOK 整形外科の装具. メディカ出版, 2005.
6) 川嶌整形外科病院 看護部編：パワーアップ版 1からわかる整形外科看護マニュアル. メディカ出版, 2005.
7) 昭和大学藤が丘リハビリテーション病院編：整形外科ナーシングのポイント. メジカルビュー社, 2005.
8) 星ヶ丘厚生年金病院看護局編著：整形外科Nursing Note 整形外科看護手帳. メディカ出版, 2005.
9) 水野勝広, 大田哲生：FIM, Barthel Index. JOURNAL OF CLINICAL REHABILITATION 14 (2)：174-179. 2005.
10) 赤居正美編著：リハビリテーションにおける評価法ハンドブック. 医歯薬出版, 2009.
11) 細田多穂, 柳沢健編集：理学療法ハンドブック改訂第3版-第1巻 理学療法の基礎と評価. 協同医書, 2000.
12) 竹田宣子ほか：系統看護学講座別巻 リハビリテーション看護 第6版. 医学書院, 2016.
13) 佐々木由美子, 黒佐義郎：ビジュアル整形外科看護. 照林社, 2012.
14) 日本シグマックス株式会社 アクセラス取扱説明書. https://www.sigmax-med.jp/assets/uploads/2014/09/6353ba40d3c2244689fe73c0dcc06287.pdf（参照2017.09.25）.
15) Hoffer MM：Basic considerations and classifications of cerebral palsy. In American Academy of Orthopaedic Surgeons：Instructional Course Lectures Vol. 25, St Louis, The C.V. Mosby Co.：97-98, 1976.
16) 広瀬秀行：リハビリテーションとシーティング. 臨床栄養 124 (6)：731-736, 2014.
17) 曷川元, 永谷悦子監修：整形外科と早期離床ポケットマニュアル － 看護・リハビリに活かす.丸善プラネット, ,2009.
18) 黒川幸雄ほか編集：理学療法士のための6ステップ式臨床動作分析マニュアル. 文光堂, 2007
19) 公益財団法人テクノエイド協会：福祉用具プランナーが使う 高齢者のための車いすフィッティングマニュアル, 2013.
20) 理学療法科学学会監修：ザ・シリーズ ザ・歩行 第1版.アイペック, 2003.
21) 斉藤宏, 松村秩, 矢谷令子：姿勢と動作 ADLその基礎から応用. メヂカルフレンド社, 2007.
22) 日本整形外科学会, 日本リハビリテーション医学会監修：義肢装具のチェックポイント 第6版. 医学書院, 2003.
23) 財団法人テクノエイド協会：補装具・日常生活用具給付等ガイドブック, 2009.
24) 公益財団法人テクノエイド協会：補装具費支給事務ガイドブック, 2014.
25) 西野誠一：部位＆目的別 装具のつけ方と観察ポイント フィラデルフィアカラー：整形外科看護16 (1)：40-42, 2011.
26) 永田見生, 佐藤公昭, 安藤則行ほか：オルソカラー. 総合リハビリテーション29 (10)：965, 2001.
27) 引田明香ほか：肩装具の使用法. 整形外科看護18 (5)：465-468, 2013.
28) 厚生労働省：療養費の支給対象となる既製品の治療用装具について. http://www.mhlw.go.jp/bunya/iryouhoken/iryouhoken13/dl/160923_01.pdf（参照2017.09.25）.
29) 佐藤久友, 市川俊介：写真でポイントがよくわかる！ 整形外科病棟の頻出装具45. 整形外科看護 19 (1)：40-43, 2014.
30) 厚生労働省：義肢等補装具費支給要綱. http://www.mhlw.go.jp/stf/seisakunitsuite/bunya/0000056375.html（参照2017.10.12）
31) 厚生労働省：補装具費支給事務ガイドブック. http://www.mhlw.go.jp/file/06- Seisakujouhou-12200000-Shakaiengokyokushougaihokenfukushibu/0000070149.pdf（参照2017.10.12）

CHAPTER 5　疾患編 大腿骨頸部骨折

1) 近藤泰児監修：整形外科ビジュアルナーシング.学研メディカル秀潤社, 2015.
2) 佐々木由美子, 黒佐義郎：ビジュアル整形外科看護. 照林社, 2012.
3) 高井信朗監修：全部見えるスーパービジュアル整形外科疾患. 成美堂出版, 2014.

CHAPTER 6　社会復帰への支援とケア

1) 土方浩美編：ポケット版 整形外科ケアマニュアル. 照林社, 2000.
2) 整形外科看護編集部編：整形外科看護2008春季増刊 (150号). 見てわかるすぐ使える整形外科ナースの必須看護技術. メディカ出版, 2008.
3) 北区みんなのあんしん介護保険.
4) 東京都福祉保健財団： 東京の福祉オールガイド. 介護保険の仕組み. http://www.fukunavi.or.jp/fukunavi/eip/ 20kuwashiku /04k_kourei/ 00kaigohoken_sikumi.htm（参照2009.07.20）.
5) 厚生労働省：特定疾病の選定基準の考え方. http://www.mhlw.go.jp/topics/kaigo/nintei/gaiyo3.html（参照2017.10.12）
6) NPO法人 日本医療ソーシャルワーク研究会編集：医療福祉総合ガイドブック2017年度版. 医学書院, 2017.
7) みんなで支えみんなで育てる介護保険 平成29年度版（春日部市）.
8) 厚生労働省：第58回社会保障審議会介護保険部会 資料1「地域支援事業の推進」.

巻末資料

1) 水野勝広, 大田哲生：FIM, Barthel Index. JOURNAL OF CLINICAL REHABILITATION 14 (2)：174-179. 2005.

写真でわかる 整形外科看護アドバンス
受傷期のケアから社会復帰への支援まで、写真と動画で体験!

2018年1月25日　初版第1刷発行

[監　修] 山元恵子
[発行人] 赤土正幸
[発行所] 株式会社インターメディカ
　　　　〒102-0072　東京都千代田区飯田橋2-14-2
　　　　TEL.03-3234-9559　FAX.03-3239-3066
　　　　URL　http://www.intermedica.co.jp
[印　刷] 図書印刷株式会社

[デザイン・DTP] 真野デザイン事務所

ISBN978-4-89996-371-4
定価はカバーに表示してあります。

本書の内容（本文、図表、写真、イラストなど）を、当社および著作権者の許可なく無断複製する行為（複写、スキャン、デジタルデータ化、翻訳、データベースへの入力、インターネットへの掲載など）は、「私的使用のための複製」などの著作権法上の例外を除き、禁じられています。病院や施設などにおいて、業務上使用する目的で上記の行為を行うことは、その使用範囲が内部に限定されるものであっても、「私的使用」の範囲に含まれず、違法です。また、本書を代行業者などの第三者に依頼して上記の行為を行うことは、個人や家庭内での利用であっても一切認められておりません。